自律神経が10割

心と体が整う最高の習慣

順天堂大学医学部教授
小林弘幸

プレジデント社

はじめに

本書は、2017年から2020年にかけてコンビニエンスストアのセブン‐イレブン限定書籍（「カリスマの言葉シリーズ」）として出版した3冊のなかから、自律神経や腸に関する研究などをベースにしたわたしの考えを、「語録」として厳選したものです。

テーマは健康、仕事、人間関係、心の問題、生き方……など多岐にわたりますが、どれも自律神経と腸の研究をもとにした、医学的見地から理にかなった考え方だけを紹介しています。それぞれ、食事や運動の大切さ、いい習慣のつくり方、日々のストレスの対処方法、そして希望を持って人生を生きる手がかりなど、具体的なノウハウをたっぷり紹介していますので、実際の生活にすぐに役立てられる情報が満載です。

また、自律神経を整えるストレッチなどは、わかりやすいイラストで解説していますので、ぜひ毎日の習慣にしてみてください。

こうしてまとめてみると、わたしがみなさんにお伝えしたい本質は変わらないんだなと、あらためて認識しました。それらをあえてひとことで表すなら、「自律神経を整えれば、人生は10割よくなる」ということになるでしょう。

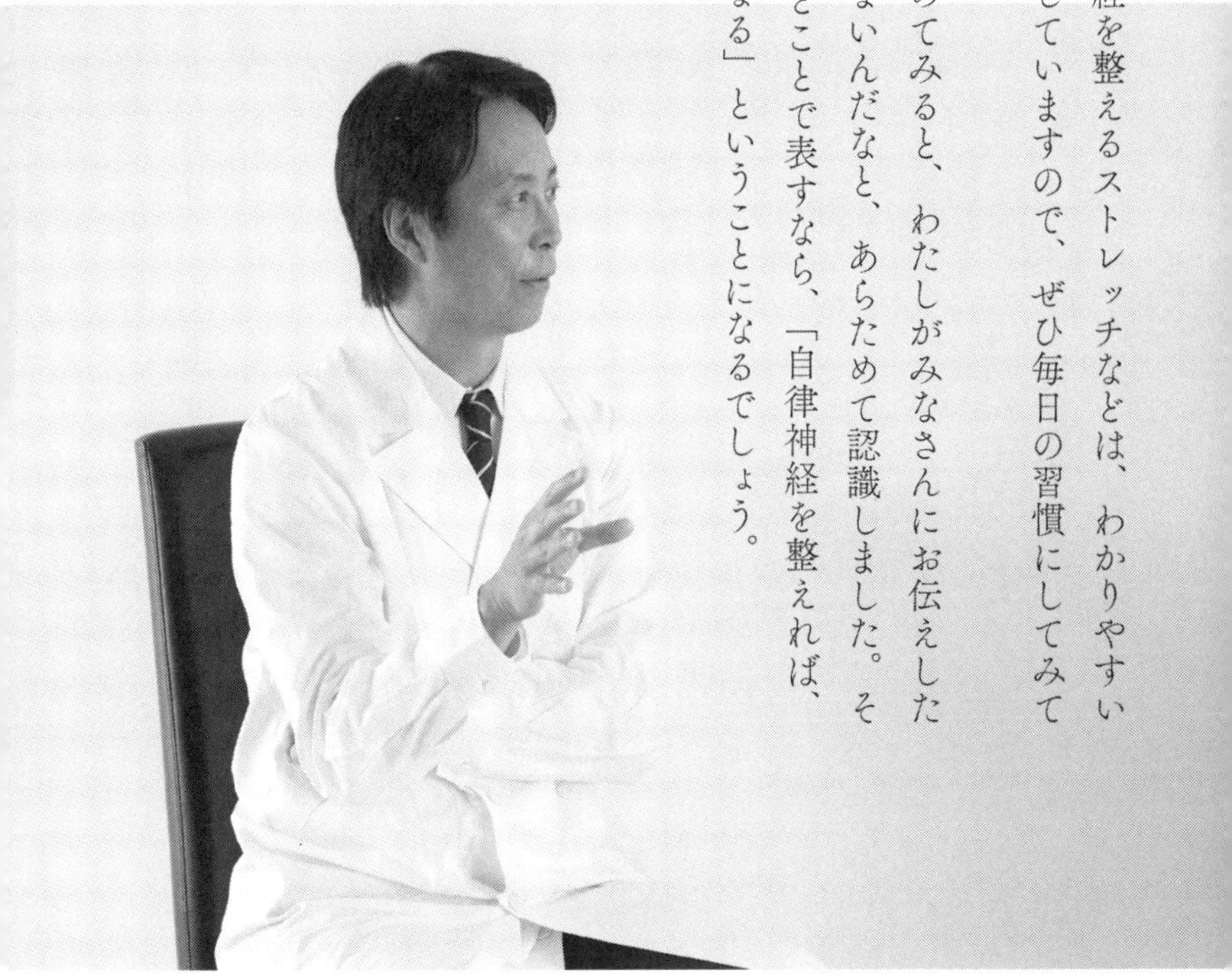

これは、わたしが日々多くの患者さんと触れ合うなかで感じることであり、わたし自身の人生を振り返っても思うことです。自律神経のバランスが乱れているときは、歯車の歯がずれてしまったかのように、あらゆることがうまくいかなくなります。でも、自律神経のバランスが整いはじめると、少しずつ人生に「いいこと」が増えはじめるのです。

いまは新型コロナウイルス感染症のパンデミックをはじめ、戦争や気候変動など、まったく先が見えない時代になっています。もともとストレス過多であったところに、そうした自分でコントロールできない状況が押し寄せているわけですから、不安や恐れ、困難などに直面し、生きづらくなってしまうのは無理もありません。

しかし、本書でお伝えするのは、「それでも自分のできることからはじめよう」「なおざりにしがちな自分の体からはじめよう」というシンプルなアプローチです。どんなときも、あなたの最大の味方になってくれるのは、あなたの体と心しかないからです。
その事実を確認し、まずは足元から整えていくことが大切なのです。

わたしの実体験と専門である自律神経研究の成果をベースに、あなたの体を守るとともに、これまで以上に充実した人生を送るためのノウハウを紹介します。どれも簡単に実践でき、かつ医学的に理にかなった方法なので、仕事や生活でかつてない充実感を感じていただけるはずです。

本書は、どこからでも、気が向いたときにぱらぱらとページを繰って読めるつくりを目指しました。気軽に読んで楽しんでいただきながら、ぜひ質のいい生活と、充実した人生をつくるために役立てていただければと思います。

小林　弘幸

Contents

Chapter 2

ゆるぎない心と体をつくる

Chapter 3

自律神経を整えるセルフコントロールの方法

Chapter 4

迷いを手放す習慣

Chapter 5

「免疫力」を高める最強習慣

Chapter 1

自律神経が わたしたちを支えている

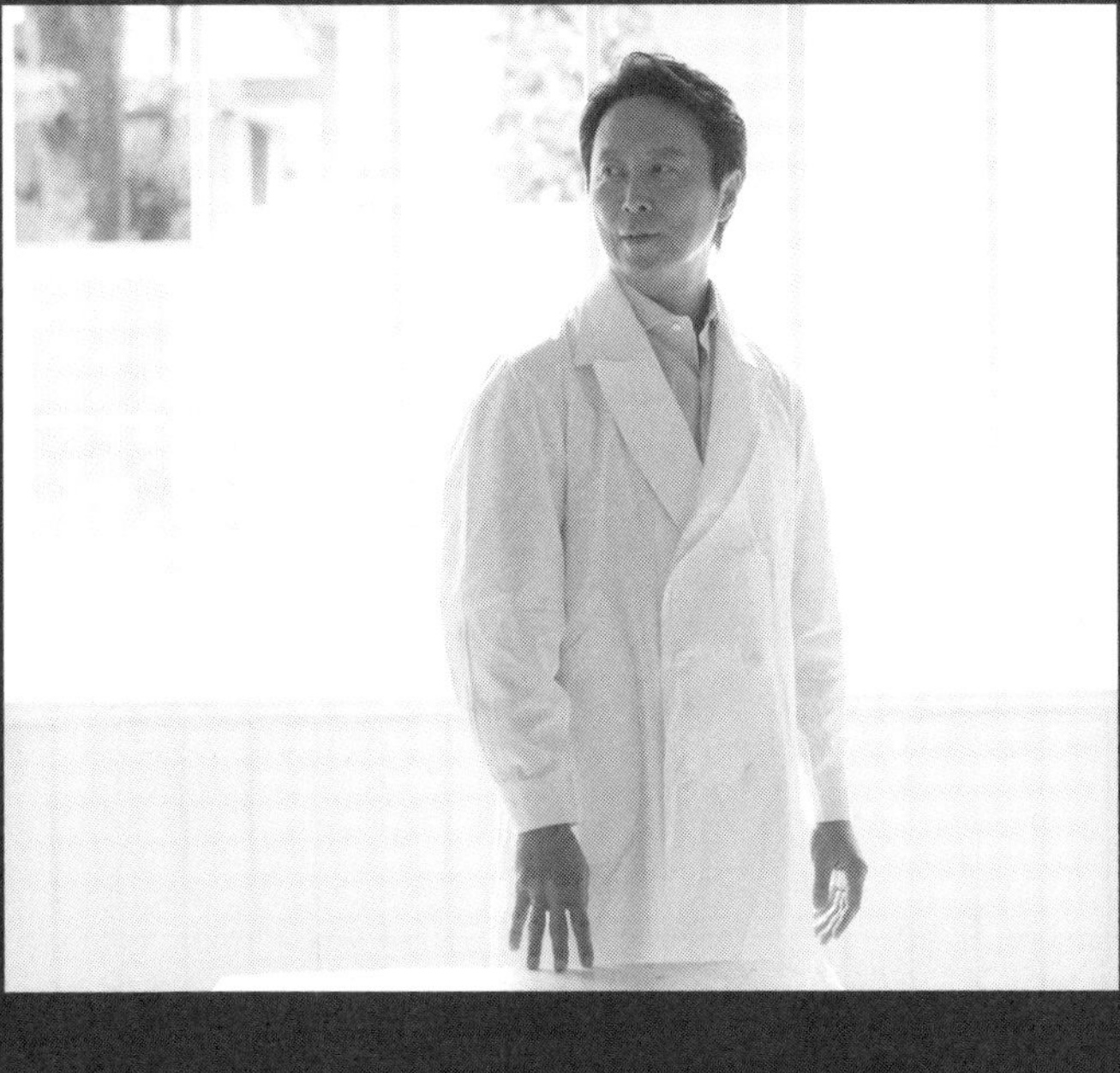

001

The Words to Adjust the Autonomic Nervous System

自律神経は、わたしたちを24時間365日支えている

わたしたちの生命活動を、24時間365日支え続けているもの――それが「自律神経」です。自律神経は、わかりやすくいえば内臓器官のすべてを支えていて、とくに血管をコントロールしています。

たとえば、わたしたちが意識しなくても心臓はしっかりと自律的に動いていますが、それは自律神経の働きのおかげです。

また、呼吸も自律神経がコントロールしていることを思えば、まさに、わたしたちの生命活動の根幹を支えていると見ることができるでしょう。

自律神経は、「交感神経」と「副交感神経」で構成されています。わかりやすく車の機能にたとえましょう。

まず、交感神経はアクセルです。交感神経の働きが優位になると、血管が収縮して血圧が上昇し、気分までアグレッシブな状態になります。

一方、副交感神経はいうなればブレーキ。副交感神経の働きが上がると、血管が適度にゆるんで血圧が低下し、体は穏やかなリラックスの状態になります。

心身の健康にとって理想的なふたつの神経のバランスは1対1。つまり、それぞれの神経が高いレベルで活動しながら、同時にバランスがとれているときに人間の体はもっともいい状態となります。

逆にこのバランスが崩れたときは、心身に様々な不調が現れるようになるのです。

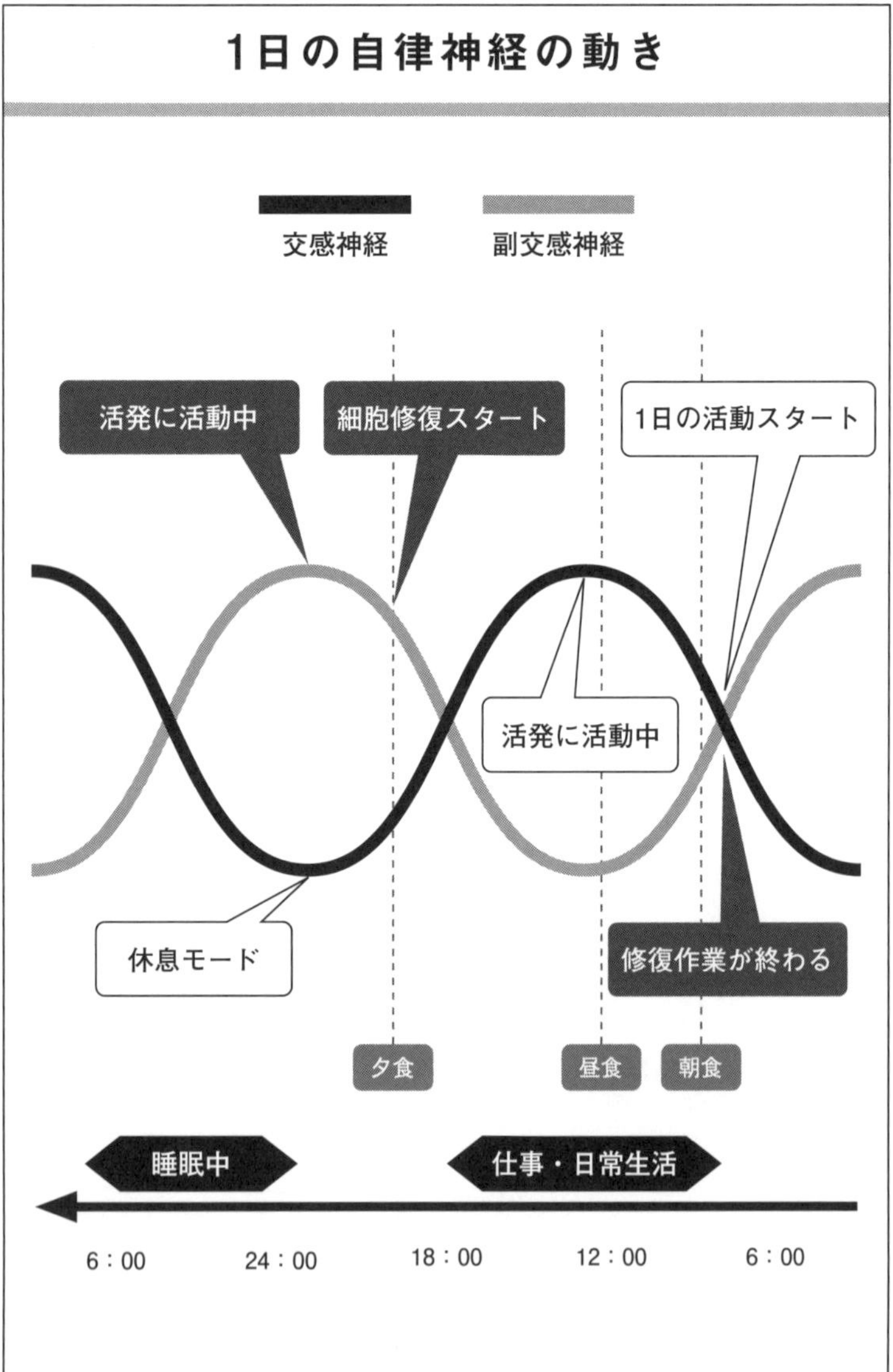
1日の自律神経の動き
交感神経
副交感神経
活発に活動中
細胞修復スタート
1日の活動スタート
活発に活動中
休息モード
修復作業が終わる
夕食
昼食
朝食
睡眠中
仕事・日常生活
6：00
24：00
18：00
12：00
6：00

自律神経は交感神経と副交感神経から構成され、1日のなかでそれぞれの働きのリズムがある。車にたとえると、交感神経はアクセルで、副交感神経はブレーキのようなもの。起床後から正午あたりまでは交感神経の活動が優位になり、正午以降は交感神経の働きが下がりはじめるとともに、副交感神経の働きが上がりはじめ、18時をめどに副交感神経が優位になって体は休息モードへ入っていく。

002

The Words to Adjust the
Autonomic Nervous System

男性は30歳、女性は40歳をめどに自律神経が乱れる

わたしたちの心身を健康な状態に保つためには、交感神経と副交感神経のバランスがとれていなければなりません。

しかし、仕事や日常生活での忙しさや、情報過多をはじめとする現代社会特有のストレスにより、現代日本人の多くは「交感神経が優位」になっています。

また、それらの影響からストレスを感じることが増え、副交感神経の働きを下げていきます。

その結果、ますます自律神経のバランスが乱れ、内臓器官の働きの低下をはじめとする不調が次々と現れるわけです。

さらに、個人差はありますが、男性は30歳、女性は40歳をめどに副交感神経の働きが下がっていきます。

かくいうわたしも、30歳を超えたときに急に体力の衰えを感じました。大学でラグビーをしていたこともあり、それまでは体育会系の勢いそのままに仕事で徹夜をしてもまったく平気だったのですが、それが極端につらくなりはじめたのです。

「これが年齢というものか……」

そう感じて寂しくなったものですが、いま思えば副交感神経の働きが下がっていたことが原因でした。

逆にいえば、自律神経のバランスをきちんと整えれば、その低下の進行を緩やかにしていくことができるのです。

自律神経のバランスマトリクス

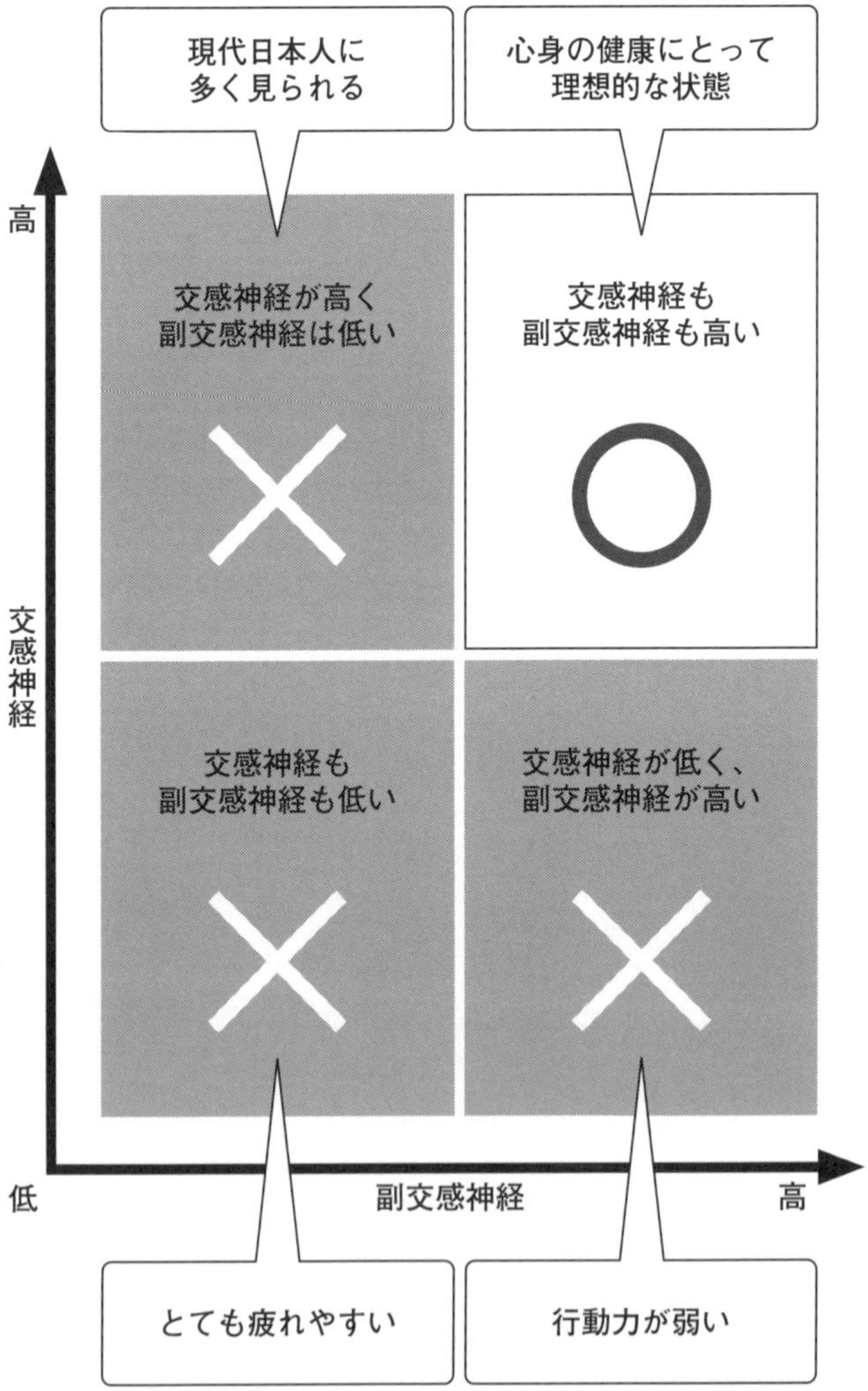

心身の健康にとって理想的な状態は、交感神経と副交感神経がともに高いレベルで活動しながら、かつバランスがとれている状態（図右上）。このバランスが乱れると、心身に様々な不調を引き起こす。ちなみに、現代日本人に多いのは、交感神経が優位になりすぎている状態（図左上）。

003

The Words to Adjust the
Autonomic Nervous System

わたしたちは、自分で思っているよりもはるかに弱い

2016年の日本国内の自殺者数は、2万1897人（警察庁）という結果が出ています。近年こそ減少傾向にあるものの、日本の自殺率は世界的に見ても非常に高く、1日におよそ60人が自ら命を絶っている計算です。そう思うと背筋が寒くなりますよね。

もちろん、すべての自殺者がなんらかの「うつ傾向」にあったわけではないでしょう。しかし、自ら命を絶つほど追い詰められたということは、自律神経が回復不能なまでにズタズタに破壊されたと見ていいかもしれません。

彼ら彼女らは、なぜ自ら命を絶ったのでしょうか？　ほかに取るべき手段はなかったのでしょうか？

残念ながら、彼ら彼女らは「もうなにも判断できなくなっていた」のです。人間という生き物は、自分で思っているよりもはるかに弱いことを忘れてはいけません。過剰なストレスにさらされ続けると、そのストレスにさえも「気づけなくなっていく」のです。

かつてわたしが経験したことですが、日曜の夜に、明日を思ってとてつもなく暗い気分になったら要注意です。ほかにも、眠れない、起きられない、なにをするにもやる気が出ない、感動もしないという状況などはかなり危険です。

「自分は大丈夫だ」と思っていても、日常的に人間関係で強いストレスにさらされている場合も同様です。こうした兆候があれば、ただちに積極的な休息を取ってください。

気づけなくなってからでは、もう手遅れなのです。

004

The Words to Adjust the
Autonomic Nervous System

本当の休息とは、「ストレス」を減らすこと

理想的な休息とは、どのような休息を指すのでしょうか。それは、ストレスを減らして、「QOL（クオリティ・オブ・ライフ）を上げていくこと」です。

みなさんは、どんなときに「ストレスが減った」と感じますか？　1日の終わりにゆっくりと湯船に浸かるとき？　あるいは、休日になにもせずゴロゴロしているとき？

もちろん、そうした「体を動かさずに休む」ことでもストレスは多少やわらぎます。ただ、こうしたかたちでの休息は、仕事や家事や育児の最中に行うことができません。そして、現代人のストレスの多くは、まさに仕事や家事や育児の最中における「人間関係」に起因しています。

つまり、仕事や家事や育児のストレスを、それを感じている日中の間に改善していかない限り、あなたのQOLは上がらないのです。

過剰なストレスを感じると、わたしたちの自律神経のバランスが乱れて、正常に機能しなくなります。怒り、悔しさ、多忙、焦り……。そうしたストレスを日常的に抱えていつまでも引きずっていては、たとえ休日に体を動かさずに休んでいても、本当の休息にはなりません。

むしろ大切なのは、毎日の生活のなかでそうしたストレスを上手に扱い、手放していくことなのです。

005

The Words to Adjust the Autonomic Nervous System

「休息＝動かない」ではない

現代社会におけるビジネスパーソンの多くは、日中をパソコンの前に座ってデスクワークをして過ごしています。

たとえそうではない仕事の人でも、打ち合わせや車移動などを含め、本人が思っている以上に体を動かさずに過ごしており、慢性的な運動不足に陥っていると思われます。

そんなビジネスパーソンにとって、休息とは、けっして「体を動かさないこと」ではありません。そのように、ただ休んで血流をさらに悪くさせるのではなく、むしろ体を動かして血流をうながしたほうがよい休息になる場合が多くあります。

とくに、帰宅後すぐに倒れ込むようにソファーに寝転んでテレビをつけるのは、だらだらとテレビを観続けて目を疲れさせることになるだけです。結果として、その後の質のいい眠りも得られないなど、よいことがありません。

まず、「休息＝動かないこと」という常識を捨ててください。このことが理解できれば、日中いつでも、仮に仕事中であっても、取り組み方次第で休息できることがわかるはずです。

仕事と休息は、両立できるものなのです。

006

The Words to Adjust the Autonomic Nervous System

健康とは、細胞のすみずみまできれいな血液を流すこと

血流を司る自律神経のバランスが整うと、全身の細胞のすみずみまで質のいいきれいな血液が流れるようになります。

では、全身の細胞のすみずみまで血液が行き渡るとどうなるのでしょう？

まず、すべての臓器の調子がよくなっていきます。便秘や下痢気味の人なら腸の調子がよくなることで症状が改善し、疲れやすい人なら肝臓の調子がよくなることで活力がわいてきます。

また、血液が全身に行き渡ることで肌や髪、爪などの調子がよくなります。要するに、美しさを保つこともできるわけです。

さらに、脳の働きも確実によくなります。仕事や勉強で疲れた脳をリフレッシュさせるために、喫煙したりソファーでゴロゴロしたりする人がいますが、脳の調子をよくするには、動かないことではなく、むしろ体を動かすことです。喫煙などは論外。

そうして、脳に新鮮な血液を送り込むことこそが重要なのです。

つまり、「健康」とは、体内のすべての臓器の調子が整っていて、細胞のすみずみまできれいな血液が流れている状態のことをいうのです。

007

The Words to Adjust the Autonomic Nervous System

「体」を変えれば、「心」も自ずとついてくる

強いメンタルや集中力を養うためのノウハウを説く情報は、世の中にたくさんあります。

ですが、わたしは無理をしてメンタルを鍛えようとするよりも、先に「体」を変えれば、自ずと強い「心」も養うことができると考えています。

心や性格を変えたり、鍛えたりするのはなかなか難しいものです。なぜなら、人それぞれ生まれながらの特質もあれば、長年にわたり染みついた考え方や、行動のパターンがあるからです。

しかし、体を変えていくことなら、どんな人でもいまからはじめることができます。

「心・技・体」の言葉を生んだとされる柔道の父・嘉納治五郎は、自著のなかで、柔術の目的の1番目に「体の発育」、2番目に「勝負術の鍛錬」、3番目に「精神の修養」をあげています。

「心・技・体」として言葉が広まっていますが、実は大事なものから数えて、「体・技・心」とも読みとれるのです。

日常生活でも仕事でも、なんらかの不調やイライラを感じている人は、まず「体」を変えてみることが大切になります。本書で紹介する自律神経を整える体づくりのコツは簡単なものばかりですから、少しずつはじめてみてください。

008

The Words to Adjust the
Autonomic Nervous System

朝の過ごし方で、その日のパフォーマンスが決まる

自律神経のバランスにとって、朝はとても重要な時間帯。朝の過ごし方によってつくられた自律神経の状態は長く持続する傾向があり、その日1日のパフォーマンスを左右するからです。たとえば、朝に余裕を持って起床し、歯磨きや朝食、ネクタイを締めたり、忘れ物がないかを確認したりするすべての行動を「ゆっくり」行えば、あなたの自律神経は最高の状態で1日をはじめることができます。

逆に、ベッドから飛び起きて、朝食もろくに食べないまま満員電車に飛び乗ればどうなるでしょう？　交感神経が極端に優位になり、一度乱れた自律神経のバランスは、相当意識した方法を駆使しない限りそのまま戻らず1日中引きずってしまいます。

そもそも、意識で制御できないのが自律神経なのですから。

そこで、ぜひいつもより1時間早く起きることを習慣にしてみてください。これだけでゆっくりと行動する余裕ができ、あなたのパフォーマンスは劇的に向上します。もちろん、自律神経が整うと血液がサラサラと全身に流れていき、頭も冴えわたるでしょう。

1時間早く起きることは、これまでの生活で乱れた自律神経のバランスを整えていくための大いなる一歩です。2週間も続ければ心身がみるみるうちに変化していきます。

時間は誰にでも平等に与えられていますが、1時間早く起きるだけで午前が長くなり、1日が25時間もあるように感じられるはず。時間は、使い方によって長くも短くもなり得るのです。

009

The Words to Adjust the Autonomic Nervous System

「ゆっくり」動く

ヨガや様々な呼吸法、瞑想ブームなどの影響もあり、ゆっくりとした深い呼吸をする大切さを知る人は多いと思います。ただ、そうと頭でわかっていても、

「自然に深い呼吸をするのは意外と難しい」

「意識すると、かえって上手に呼吸できない」

そんな悩みを抱えていませんか？

そこで、ゆっくりした深い呼吸を自然に行うために、まずは「ゆっくり動く」ことをおすすめします。せかせか動くとどうしても呼吸が浅くなるので、動く前に「さあ次はなにをしようか」と一息入れるような感じで、あえてゆっくり動いてみるのです。すると、自然に深い呼吸へと変わっていき、血液が全身に行き渡るようになります。

もちろん、血液が全身に行き渡ると自律神経のバランスが整い、心が落ち着いて頭も冴えてきます。そのため、急ぎの用でついバタバタと焦ってしまうようなときこそ、ゆっくり動くことが役に立ちます。自分を見失いそうなときにこそ立ち止まって、態勢を整えることが大事なのです。

また、短時間で多くの作業をしなければならないときなども、「ゆっくりはじめる」ことです。そうすることで、最初に全体像を把握でき、すべきことへの道筋を考えることができます。

やみくもにがんばるだけでは、行動の質は落ちるばかり。「ゆっくり動く」ことを心がけて、短時間で高いパフォーマンスをあげる練習をしていきましょう。

010

The Words to Adjust the Autonomic Nervous System

「ゆっくり」話す

「ゆっくり動く」ことをおすすめしましたが、慌ただしい社会のなかで、「いきなり行動のスピードを落とすのは難しい」と感じる人もいるでしょう。

そうであれば、「ゆっくり話す」ことからはじめてみてはどうでしょうか。

ゆっくり動くことと同様に、ゆっくり話すと、とくに意識しなくても呼吸がゆったり深くなって細胞のすみずみまで血液が行き渡り、続けるうちに心身の調子が整ってきます。

また、わたしが「ゆっくり話す」ことをおすすめするのは、日常生活や仕事においてのメリットがとても大きいからです。たとえば、ゆっくり話すとポイントを押さえながら話せるようになるため、相手に内容が伝わりやすくなります。また、脳に十分な血液が行き渡るので、話す内容も明瞭に考えることができ説得力が増します。しかも、考えて話しているため余計な失言もなくなり、信頼感が増していくのです。

さらには、エレガントな印象を与えることができ、異性からの好感度が上がる点も見逃せません。

わたしがイギリスに留学していたころに出会った医師たちは、外科医として超多忙なスケジュールと強烈なプレッシャーを背負いながらも、ゆっくり話す人ばかりでした。その落ち着きや、優雅ともいえる振る舞いを見て、元来せかせかした性格だったわたしは猛省したものです。

まずは、ゆっくり話すことを続けてみてください。そのことで得られる変化に、きっと驚かされると思います。

011

The Words to Adjust the
Autonomic Nervous System

ゆっくり、早く

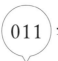

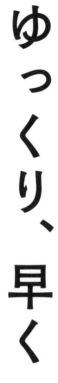

実は、わたしの恩師こそがゆっくりとものごとを行う達人でした。

ただ、恩師は素早い処置がなによりも要求される手術中に、よくこのような言い方をしていたものです。

「ゆっくり、早く」

「ゆっくり」と「早く」は、ふつうは両立しないものとされます。でも、恩師の場合は違いました。手術中の彼はゆっくりとした動きに見えながら、少しの無駄もない一連の流れのなかに身を置き、周囲の者の動きにも気を配りながら、冷静な頭と心を持って髪の毛よりも細い糸を手元で操っていたのです。

手術では小さなミスが命取りになります。そんな極限状態においても、最高のパフォーマンスを最速で手に入れる方法が、「ゆっくり、早く」なのです。

ゆっくりものごとを行うと、一見遅れを取ってしまうかのように思えます。しかし、そのぶん集中力が増して状況判断が的確になり、もっとも効率的な方法でことにあたることができます。

ゆっくり深い呼吸をしているため、血液が脳にもたっぷり行き渡り、頭も冴えています。結果、思っていた以上の成果を、スピーディーに出すことができるのです。

「ゆっくり、早く」

これこそ、わたしがこれまで目にしてきた仕事の達人たちの、まさに奥義ともいえる共通点なのです。

012

The Words to Adjust the
Autonomic Nervous System

自律神経は3分で整う

ここで、慌ただしい日常のなかで乱れがちな自律神経のバランスを回復できる、究極の呼吸法を紹介しましょう。

それが、「1・2（ワン・ツー）呼吸法」。

やり方はとても簡単で、鼻から3～4秒ほど、「すーっ」とゆっくり息を吸い、次に口をすぼめながら、6～8秒をかけて「ふーっ」と、できるだけゆっくり長く息を吐き出すだけです。

もし4秒と8秒が苦しい場合は、3秒と6秒でも構いません。1対2の割合で呼吸をするので、「1・2呼吸法」と呼んでいます。

これを1日1回3分間行うだけで、副交感神経の働きが高まり、乱れた自律神経が回復していきます。

もちろん、ゆっくりした深い呼吸は1日に何度行ってもいいのですが、まずは1日1回3分間を習慣にしてみてください。習慣化することで、さらに自律神経が整いやすくなります。ちなみに、わたしは通勤電車のなかで立ったまますることもありますよ。

イライラしたときや疲れを感じたとき、あるいは、悲しかったりつらかったりしたときに、この「1・2呼吸法」を取り入れて、自律神経を理想的な状態に戻しましょう。

013

The Words to Adjust the
Autonomic Nervous System

ゆっくり動けば、自ずと感謝の念がわいてくる

感謝の気持ちを持って日々を生きることの大切さは、古くから様々なところで語られてきました。みなさんのなかにも、日常のなかにささやかな感謝を見出しながら、毎日を大切にして生きている人はたくさんいると思います。

ただ、感謝を持って生きることも、案外難しいことだと感じたことはありませんか？

忙しい毎日のなかでは、その日を乗り切ることで精一杯で、なかなか感謝することにまで気が回らないこともあるでしょう。第一、「感謝しよう！」と思って意識的に感謝するのも、なんだか不自然で変な感じがしますよね。

そんなときこそ、ただ「ゆっくり」と動くことです。

イライラしたり、感謝の気持ちを忘れつつあると感じたりしたときは、ただゆっくりと動く。ゆっくりと本を読む、ゆっくりと周囲の音を聞く、ゆっくりと景色を眺める、ゆっくりと机の上を片づける……。それだけで呼吸が深くなり、心に余裕が生まれてきて、自然と感謝の念がわくような状態へ近づいていきます。

心と体がよい方向へと向きはじめるからこそ、感謝の念が自然にわいてくるのでしょう。

014

The Words to Adjust the Autonomic Nervous System

苦しいときこそ笑顔で乗り切る

ふだんの生活を送るなかで、知らないうちに眉間にシワを寄せていたり、あごに力を入れて歯を噛み締めていたりしていませんか？

顔をこわばらせていると、交感神経の働きが上がるため血流が悪くなり、呼吸が浅くなって余計に緊張してしまいます。

そして、脳に血流が十分に行き渡らないため頭の働きも鈍くなっていきます。

でも、これと逆の状態をふだんから心がければ、気分は落ち着いて頭も冴えてきます。逆の状態とは、まず口角をしっかり上げて笑顔をつくること。

よく、気分が悪いからしかめ面をしていると思われがちですが、不機嫌な表情をしているからこそ気分が悪くなっていくのです。

ストレスフルな時代ですから、気分が悪くなるきっかけがあったのかもしれません。でも、不機嫌な表情をしていることでますますイライラは募っていきます。

気分を変えるよりも、表情を変えるほうが数段簡単。まずは、口角を上げて笑顔でいること。それを習慣にするだけでも気分が落ち着き、あなたのパフォーマンスはもちろん、人生がよい方向へと向かっていくことでしょう。

015

The Words to Adjust the Autonomic Nervous System

外側が変われば内側も変わる

先に、「体」を変えることで、自ずと「心」もついてくると書きました。

ただし、体力はすぐには大きく変わりませんし、ましてや性格やメンタルは簡単には強くなりません。

世の中には、体力、性格、メンタルなどを「いますぐ変えよう」と啓発する情報も多いのですが、こうしたものをいきなり変えようとするのは無理があり、なにより体によくありません。

でも、繰り返しになりますが、ゆっくり動くことなら、意識すれば誰にでもできるはずです。

食事をゆっくり摂ることも、意識すればできます。ゆっくり話すことも、（いつの間にか早くなってしまうものですが）注意していればできるはず。

あるいは、あなたのまわりにいる、仕草や姿勢、話し方などが優雅で美しい人のまねからはじめることもできるでしょう。

そうした方法がいちばん簡単で無理がなく、結果的に効率的な方法です。

だからこそ、まずは目に見える「かたち」から変えることを意識してみてください。

外側から変えることによって、次第に内側が変わっていくのです。

016

睡眠時間の確保こそが、現代人における最重要課題

近年、睡眠に関する書籍が多く読まれており、「睡眠のゴールデンタイム」について知っている人も多いのではないでしょうか。

睡眠のゴールデンタイムとは、午後10時から午前2時の時間帯を指し、この時間帯に眠ると成長ホルモンが活性化して1日の疲労を回復させてくれます。

でも、「そんなに早く寝られないよ」という人もいるでしょう。

そんな場合でも、たった1時間でいいのでゴールデンタイムに眠ることを心がけてほしいのです。

長年の夜型生活が染みついていると、ゴールデンタイムに眠くならないこともあるかもしれません。であれば、目を閉じて体を横たえているだけでも、心身が休まりその効果を得られます。

早寝早起きがしんどい人は、こうした方法で少しずつ体を慣らしていくことがステップになります。あきらめずに続けていれば、次第にゴールデンタイムに眠くなるようになってきます。

仕事などで成果を出すことが求められているのなら、なおさら心身を健康に保ち、しっかりと眠ってフレッシュな状態で目覚めることが必要。

徹夜などは論外です。睡眠時間の確保こそ、現代人における最重要課題なのです。

017

The Words to Adjust the Autonomic Nervous System

朝はゆっくりはじめると、パフォーマンスが劇的に上がる

わたしは、午前中を「動」のゴールデンタイムと名づけています。

そして、1日のなかでもこの時間帯はもっともブレインワークに向いているため、意識してこの時間帯に創造力を必要とする仕事などに充てています。

なぜ、午前中はブレインワークに向いているのでしょうか？　それは、まず朝に神経伝達物質のひとつであるドーパミンが大量に分泌され、この働きにより記憶や認知作用を司る脳の中枢神経が強化されるからです。

また、同じく神経伝達物質のひとつであるアドレナリンも分泌されるため集中力が向上します。

そして、この最高のゴールデンタイムを手にするためにも、朝はやはり「ゆっくりはじめる」ことが大切なのです。

1日のはじまりの交感神経の動きはなだらかな右肩上がりの曲線を描いており、慌ただしく1日をはじめてこの動きが一気に上がると、自律神経のバランスが乱れて理想的な「動」のゴールデンタイムを得ることができません。

ぜひ、「朝はゆっくりはじめて、午前中にブレインワークに集中」してください。パフォーマンスが劇的に上がることにきっと驚くはずです。

018

The Words to Adjust the
Autonomic Nervous System

45分集中して15分休憩する

30歳を超えたら、ぜひ知っておいてほしいことがあります。それは、仕事でも勉強でも、思い切り集中できるのはせいぜい45分くらいだということ。

そもそも人間が集中力を持続できるのは90分が限界とされていますが、年齢を経るにつれその時間が減っていきます。

そこで、わたし自身が行っている方法をおすすめします。それは、時間を「45分＋15分」のひとつのブロックに区切って、45分集中し、15分休憩するのを繰り返す方法です。

コツは、集中する45分にどのような作業を割り当てるかを決めること。この時間帯にはメール返信などのルーティンではなく、創造的な仕事を割り当てます。そして、思い切り集中できるように、スマートフォンの電源をオフにして、メールチェックも一切やりません。

一方、15分の休憩では、顔を洗ったり、空を見上げたり、軽く散歩するなどリフレッシュを。時間が余ったら、次の45分に思い切り集中することを決める時間にするのもいいでしょう。いわば、「フリータイム」であり、こうした時間の使い方の工夫をすれば、さらに集中力が増しパフォーマンスがどんどん上がっていきます。

休憩なしでがんばっていても、必ず息が切れます。忙しいからといって、そんな状態でがんばり続けてもたいして成果は上がりません。

「忙しいなあ」と感じるときこそ、集中と休憩を繰り返してメリハリをつけましょう。

019

The Words to Adjust the Autonomic Nervous System

午後の眠くなる時間は、内容ではなく「時間」で区切る

「45分＋15分」のブロックに区切って集中力を維持しながら、午前中のゴールデンタイムに創造的な仕事をこなしていく――。

そのようにして1日をスタートしても、集中力が落ちる時間帯がやってきます。それが、昼食後の13時から15時の時間帯です。

昼食を食べることで交感神経はさらに上がりますが、そのあと、消化のために副交感神経の働きが上がりはじめることで、自律神経のバランスが乱れがちになってしまうからです。

のちにくわしく紹介しますが、わたしはこの時間帯にも眠くならないようにいろいろ工夫をしています。また、仕事内容としてはメール返信や資料作成などのいわゆる「作業」に充てて、時間を区切って行うようにしています。

このとき注意したいのが、創造的だと思っている仕事のなかにも、「作業」が含まれている場合があることです。たとえば、「企画書作成」といっても、アイデアを生み出すことに比べて、情報収集などは作業といえるでしょう。そうした場合は、ひとつの仕事を「創造」と「作業」に小分けして、それぞれを最適な時間帯に割り振ることが生産性を高めるポイントになります。

つまり、午後早めの眠くなる時間帯は、やるべきことを内容ではなく「時間」で区切ることが、ハイパフォーマンスを維持するポイントになるのです。

020

The Words to Adjust the Autonomic Nervous System

昼食前に水を飲み
ゆっくり食べれば、
眠気がなくなる

わたしの仕事では、集中力が午前より落ちやすい午後にも手術が入ることがあります。そんなときに「眠い」などとはいっていられませんし、睡魔に襲われていてはプロとして失格です。

そこで、ここでは昼食後も眠くならないように、わたしが実践している方法をご紹介します。

まず、昼食前に300～500ミリリットルの水をゆっくり飲みます。そうすることで、胃結腸反射が起こって腸が動きはじめ、あらかじめ副交感神経の働きが高まります。

昼食はよく噛んで、ゆっくり食べることが大切。猛烈な勢いで昼食を食べているビジネスパーソンを見かけますが、そのような食べ方では午前中にもともと高い交感神経の働きがさらに高まり、そのあとの消化がはじまると、今度は副交感神経の働きが高まって自律神経が激しく乱れてしまいます。

そして、副交感神経が一定以上高まると、眠くなるというサイクルに陥ります。

同じく、大量に食べるのも禁物。腹八分目を心がけて、ゆっくりよく噛んで食べてください。食物をゆっくり噛むと、咀嚼する行為自体でも副交感神経がゆっくり高まっていきます。

この方法を実践することで、午後に眠くなることがまったくなくなりました。

021

The Words to Adjust the Autonomic Nervous System

自律神経の特性を生かすと、疲れや眠気が遠ざかる

自律神経のバランスを整えようと心がけていても、どうしても午後に眠くなってしまう人もいると思います。そんなときは、あえて「交感神経の働きを上げる」のも、ひとつの方法です。

これまで何度も述べてきたように、ゆっくり動くと副交感神経の働きが上がるわけですから、逆に時間に追われるように行動すれば、やる気や集中力が上がってきます。

たとえば、ちょっと眠くなってきたと感じたら、「30分後まで」「10分間だけ」というように、短く時間を区切って作業します。作業量に合わせてだらだらと時間を費やすのではなく、短時間でもその時間だけは集中し、頻繁に休憩を挟むことを繰り返していくと、結果的に作業が進みます。

このとき、1箇所20分を目安に、身のまわりの片づけをしてみるのもおすすめです。短時間ですから、机上や引き出し一段分など小さなエリアに区切って行います。できれば時間を計りながら行うと、より刺激になって自然と頭も冴えてきます。

このように、自律神経の特性を生かしてそのリズムに合わせていけば、眠くなる時間帯でも疲れを遠ざけながらものごとに取り組めるようになるはずです。

022

The Words to Adjust the Autonomic Nervous System

1箇所20分の片づけが、「小さな怒り」を解放させる

わたしは、心身の調子が「なんだかちょっとよくないな」と感じるときに、身のまわりの片づけをするようにしています。

ふだんは散らかっていてもあまり気にならない性格なのですが、疲れを感じはじめると片づけをするようにしているわけです。

このときの片づけは、1箇所に限定。それも20分だけと決めています。

片づけは自律神経のバランスを整える効用がありますが、はじめると副交感神経の働きが上がり、20～30分すると交感神経の働きも上がりはじめます。そうなると、逆に片づけに夢中になってしまうのでその前にストップする必要があるのです。

部屋をきれいにするというよりは、あくまで「心身を整えるための片づけ」というわけです。

身のまわりがごちゃごちゃしていると、それだけで心の余裕がなくなりイライラが募ります。これは、いわば「小さな怒り」を感じている状態と似ていて、こうした「小さな怒り」を解放するためにも短時間の片づけが有効なのです。

別にごちゃごちゃした身のまわりが気にならない人もいるかもしれません。それどころか、かえって落ち着くなど感じ方も異なりますから、自分なりにいろいろと試してみてください。

023

The Words to Adjust the Autonomic Nervous System

残業していても
結果は残せない

午後にいったん副交感神経の働きが高くなったあと、15時から18時にもう一度、自律神経のバランスが整う「勝負の時間帯」が訪れます。

ですから、大切な仕事を午前中に終えられなくても大丈夫。午前中ほど交感神経の働きは高くありませんが、この時間に備えて昼食後に「作業」を終えておき、すっきりした頭で1日の最後のクリエイティブな「仕事」に取り掛かってください。

なぜ「勝負の時間帯」なのかといえば、18時を過ぎると、今度は副交感神経が圧倒的に優位になり、体がどんどん眠りへと近づいていくからです。

18時以降に、その日の遅れを巻き返そうとしても、自律神経のリズムから考えると、効率はどんどん落ちていきます。

つまり、「18時になっても終わらなければ残業するか」などと考えていたら、いつまで経っても仕事は終わりません。

「18時で必ず退社する。むしろ、残業しているから結果が残せないのだ」

そのようにとらえて、自律神経の変動リズムによって証明された「勝負の時間帯」に集中し、その日の仕事を一気に終わらせてしまいましょう。

024

The Words to Adjust the Autonomic Nervous System

怒ると、乱れた自律神経が3時間は戻らない

はらわたが煮えくり返るようなことが起こって、つい怒鳴ったり、激しく怒ったりしてしまうことは誰にでもあると思います。そこまで至らなくても、静かな怒りやイライラが晴れない日もあるでしょう。

しかし、自律神経を乱さないために気をつけたいのが、この「怒り」です。怒りの感情はまさに一瞬で爆発しますが、それによって乱れた自律神経は3時間戻りません。そして、血管が収縮して心拍数が上がり、どろどろになった血流が全身の臓器に悪影響を与えます。

しかも、これが朝に起きたら、その日のパフォーマンスにとってもっとも貴重な午前中のゴールデンタイムで交感神経が異常に優位になってしまい、大切な時間が台なしです。

ただ、朝はそうした怒りを引き起こす機会に満ちてもいます。その代表が通勤タイム。満員電車のなかで他人ともみくちゃになり怒鳴ったり、舌打ちをしたりするといったイライラを目にしたことがあると思います。

たとえ自分が怒らなくても、こうしたまわりの怒りの影響を受けないようにすることも大切なのです。

わたしの場合、つねに30分の余裕を持って行動しているので、そうしたときはさっさと下車し、次の電車に乗り込むようにしています。

とにかく、怒ってもいいことはなにひとつありません。自分の健康と仕事のためを思い、「怒らない」ことを心がけてください。

025

The Words to Adjust the Autonomic Nervous System

気づかないほどの小さな怒りが、あなたを不調に陥れる

怒ることが自律神経によくないのは当然ですが、もっとも怖いのは、自分でも気づかないくらいの「小さな怒り」や「ささいな苛立ち」です。

先に述べた満員電車での通勤タイムはもちろんのこと、ランチで注文した料理が遅くてイライラしたり、子どもがいうことをまったく聞かなかったり……。

上司に嫌味をいわれたり、友人が人の悪口をいうのを聞いたりするのも、あなたのなかに小さな怒りを生み出していくことでしょう。

ほかにも、日常にはもっとささいな怒りがあふれています。そして、それらは気づかないだけに、知らぬ間にどんどんあなたのなかに蓄積していくのです。

激しく怒ると自律神経を乱し、3時間は交感神経を高い状態にしますが、やがては収まっていきます。

しかし、積もり積もった小さな怒りはつねにあなたの自律神経を乱し続け、心身の不調の引き金になっていきます。

「自分は怒りをコントロールしている」と思っている人でも、小さな怒りにとらわれている場合があります。

わたしたちは怒りがたまりやすい社会に生きていることを自覚しながら、小さな怒りこそ毎日の生活からなくしていくことが大切なのです。

026

The Words to Adjust the Autonomic Nervous System

人とつるんでよいことはない

会社や保護者同士の集まりなどで、どんなときも仲間でグループをつくって行動している人たちを見かけます。お互いに励まし合える、独立心のある人同士ならいいのですが、つるんで愚痴や悪口をいい合うようなグループだったら要注意。

そうしたグループでは、あなたを仲間の一員として認める代わりに、そこから出ることも許しません。

そして、自分たちよりもレベルが高い（と勝手に思っている）人たちの足を引っ張り、レベルが低い（と勝手に判断している）人たちを見下します。いつの間にか、あなたもそんなグループの一員にされてしまうのです。

愚痴や悪口をいうとそのときは気分が晴れてストレスが解消されているようですが、ネガティブな思いは心から消えることはなく、いつまでも残るうえに、嫉妬や怒りの感情に変わります。

もちろん、交感神経がつねに高い状態になり、血液もどろどろで、大切な健康がどんどん蝕まれていきます。人とつるんでよいことなどまったくないのです。

さらに、そんなグループ内でも、やがて誰かがわずかな出世や得などをして差が生まれていくため、ますます激しい嫉妬や怒りの感情にさいなまれるようになるのです。

現実には、どんな人でも腹が立つことはあるでしょう。しかし、そうしたときこそ人とつるまず、少しでも自分でリフレッシュの時間をつくって、自分のために質のいい休息を取ることが必要なのです。

027

The Words to Adjust the Autonomic Nervous System

感情的になると人間関係が壊れる

自律神経がいったん乱れると、さらなる自律神経の乱れを呼び込んでしまいます。自分の体だけの話ならまだ対処できますが、あなたの大切な人間関係まで壊れていくのは、まさにこのようなときです。

たとえば、話している相手がイライラしていたり感情的になったりしているとき、わたしは〝アウェイ〟ともいうべき相手の領域に入らないように心がけています。つられて感情的になり、決定的な言葉で相手を深く傷つけてしまったりする可能性があるからです。

わたしの妻も医師なので、ときに医学的見解で対立することもままあります。そんなときも、「感情的になってきたな」と思ったら、自分から頷いたり、黙ったり、話題を変えたりするようにします。

そこでいい合っても、感情的になっている相手は納得しませんし、お互いの自律神経がますます乱れていくだけだからです。

自分と大切な人の健康を守るためにも、神経をすり減らすような、メリットのない行動を減らしましょう。そのためには、感情的になっている相手の領域に入らないこと。

こうした心がけひとつで、大切な人との人間関係が整っていきます。

028

The Words to Adjust the Autonomic Nervous System

すぐ、断る

出る必要のない会議、得るものがない上司との飲み会、愚痴だらけのママ友会……など、わたしたちのまわりには、イライラする人間関係があふれているようです。

本当はやりたくないことも、自分をだまして続けていれば、どんどん自分を追い詰めてしまいます。

だからこそ、そんな誘いはすぐに断ってしまいましょう。大切なのは、「すぐ」ということです。相手を気づかって迷うそぶりなどを見せていると、余計に断りにくくなるだけです。

「そんな断り方をしたら、みんなから仲間外れにされる」

「上司の誘いを断れるわけがない！　仕事や昇進にも支障が出る」

その気持ちはわからないでもないですが、断ったら本当にそのような事態になるでしょうか？　実はそう思い込んでいるだけで、自分の時間を管理できていない責任を相手に押しつけているだけとはいえないでしょうか。

あなたが守るべきは、まず自分の健康と時間です。この最優先事項を、どうか心に刻んでください。

やりたくなければ、断ってしまえばいいのです。こんなに「やりたくない」と思っているあなたをしつこく誘う相手は、あなたのことなどたいして考えてはいません。

迷わず毅然と、即、断ってしまいましょう。

029

The Words to Adjust the Autonomic Nervous System

きっぱり、休む

前項で、自分の健康と時間を守るために「すぐ、断る」ことの大切さをお伝えしました。

そして、ビジネスパーソンにとっては、断れないことの代表的なものが、まさに「休む」ことではないでしょうか。

でも、休めないと思っていたら、それこそいつまでも休めないのが現実です。休みというものは誰かほかの人から与えられるものではなく、自分から積極的に取ろうと思わない限り、誰かにどんどん奪われていくものなのです。

自分にとって大切な健康や時間が奪われていくなんて、そんな恐ろしいことってありませんよね？

また、組織に勤めている人は、定休日や有給休暇という発想に慣れていることで、その日にしか休めないと思い込んでいる場合もあります。

しかし、本書で紹介する休み方の工夫をすることで、質のいい休息と、集中できる活動時間をうまく両立することができます。

大切なのは、「きっぱり」休むこと。

「休めない」「休ませてくれない」「休めるわけがない」などと考えるのではなく、自分の時間は自分で守っていく意識を持つことからはじめてみましょう。

030

The Words to Adjust the Autonomic Nervous System

無駄な飲み会や会議は、「自分のための時間」に変える

人間関係に不満があるとき、それらを変えていくためには、まずこれまでの自分の時間の使い方を徹底的に検証することが必要です。

「時間がなかなか上手に使えない」と思っている人の時間の使い方には、必ず無駄な部分が含まれているからです。

振り返るときのポイントは、

①「本当にそれをする必要があったのか」

②「その時間を自分の時間に変えられなかったか」

です。

たとえば、上司や同僚との飲み会、かたちだけの会議は①に該当する可能性があります。

また、そうはいってもどうしても出席する必要がある会議なら②を意識し、その時間を利用してもっと重要な仕事のアイデアを考えたり、腹式呼吸を行いながら話を聞いたりするなどして自律神経を整えることも可能です。

ぜひ、みなさんの先週の予定を振り返って、どのくらい自分の時間をつくることができたかを検証してみてください。

足りないと思っていたはずが、自分のために使える時間が思った以上に多いことに気づくはずです。

031

The Words to Adjust the Autonomic Nervous System

「雄弁は銀、沈黙は金」。自分から話しはじめない

わたしは、会食などの場ではおよそ聞き役に回って、自分からあまり話さないようにしています。

要は、「聞かれたことだけに答える」というスタンスを取っているのですが、そうすることで余計な失言がなくなり、相手からも「よく話を聞いてくれる人だ」と思われているようです。

会議や打ち合わせの場で、自分の存在や積極性をアピールするために、自ら口火を切ってペラペラ話しはじめる人がいますが、はっきりいってそれがうまくいくかどうかは半々でしょう。そのような人の話を黙って聞いていると、失言と思われることも多いものです。

これでは、なにもしていないのに評価だけが落ちてしまいますし、発言を繕おうとして、さらにおかしな発言を繰り返すことにもなりかねません。

また、早口でペラペラと話しているとどんどん呼吸が浅くなって血流が悪くなり、脳の働きも鈍くなります。つまるところ、話す内容まで浅くなっていくのです。

そこで、「聞かれたことだけに答える」スタンスを取ると、様々な人の話を聞いたうえで的確な意見を話せるようになるため、話してばかりの人に比べて好印象を得られます。

本当に口にできることしか話さなくなり、もちろん、話をよく聞いてもらうと人はうれしく思うものです。

「雄弁は銀、沈黙は金」といわれますが、それは自律神経の観点からも本当のことなのです。

032

The Words to Adjust the Autonomic Nervous System

怒りを、「なかったもの」にしてはいけない

怒りの感情は自律神経に悪い影響を及ぼしますが、怒りの感情自体は否定すべきものではありません。

なぜなら、怒りの感情がきっかけとなって正しい行動を起こすことはたくさんありますし、やる気やモチベーションになることも多々あるからです。

怒りというものは、人間が感じるとても自然な感情なのです。

これに沿っていうならば、怒りを別の感情に変えてやり過ごすこともおすすめできません。

たとえば、「ネガティブな感情はよくない」として、怒りを感じた相手のことをポジティブにとらえるなど、自分の気持ちに反して無理な対応をすすめる人やノウハウもあります。

しかし、結局のところ、これらの方法は怒りを「なかったもの」にするだけで、本当の気持ちを抑えつけて見えないストレスがたまるだけです。

やはり、怒りは怒りとして向き合うべきなのです。

向き合う方法は、たとえば日記などに、その日に感じた怒り（＝今日失敗したこと）を書くことからはじめるといいでしょう。自分が抱いた感情を正直に書き出すことで、一歩引いた視点から落ち着いて解決策を見出していくわけです。

そのような作業を通してはじめて、人は怒りを少しずつコントロールできるようになっていくのです。

033

The Words to Adjust the Autonomic Nervous System

人間関係で悩むのは、恵まれている証拠かもしれない

ここまで、人間関係をよくするための考え方や方法もいくつか紹介してきましたが、それでもどうしても苦手な相手がいたり、どれだけがんばっても相手との人間関係が改善に向かわなかったりすることは起こり得ます。

また、強いストレスがたまっていけば、あなたの心身はもちろんのこと、人生そのものがうまく動かなくなります。

そんなときは、まず「逃げること」が大切なのですが、焦ってしまうことで、自分にとって大切な場を去ってしまうのも一概にはおすすめできません。

そこで、そんなときはもう開き直って、「こんなつまらない人のことでこれほど悩めるなんて、わたしはなんて恵まれているのだろう」と、見方を変えてみてはどうでしょうか？

考えてみれば、病気にもならず、帰る家もあって大切な家族もいる。食べるものを得るだけのお金もあり、それなのにつまらない人のために悩んでいるのは本当に恵まれている証拠なのです。あたりまえだと思っていた健康は、失ったときにはじめてわかることなのでしょう。

そして、それを最初のきっかけにして、1日1回は意識してストレスを軽くしていきましょう。もしかすると、苦手な相手がいるためにあなたという人間が評価され、輝く可能性だってあるかもしれません。

悩みにただとらわれるのではなく、悩みと「遊べる」しなやかな強さを育んでください。

034

The Words to Adjust the Autonomic Nervous System

怒らなければ、人生は10割よくなる

怒ることに、ほとんどよいことはありません。

わたしは、「怒らなければ人生は10割よくなる」とまで思っています。

怒ると一時は気が晴れるかもしれませんが、怒ることでものごとは必ず悪い方向へと進んでいきます。人間関係においては、ただ怒っていても相手はまったく納得しません。それどころか、心の底であなたを軽蔑することでしょう。

また、怒ると緊張します。これが交感神経の働きを極端に上昇させます。

そして、怒ると後悔します。結末がよい方向へ向かわないので、自分のとった行動に自信がもてなくなるのです。

その結果、ストレスでますます怒る人も……。こうなると血液はどろどろになって脳に酸素が行き渡らず、頭がもっと働かなくなります。血管も傷ついて酸化が進み、体の調子がおかしくなっていきます。怒りのスパイラルのはじまりですね。

世の中に健康法と呼ばれるものは数多くありますが、怒ることほど体を蝕むものはないといっても過言ではありません。

怒らなければ、本当に10割よくなる。これはわたしの人生訓です。

Chapter 2

ゆるぎない
心と体をつくる

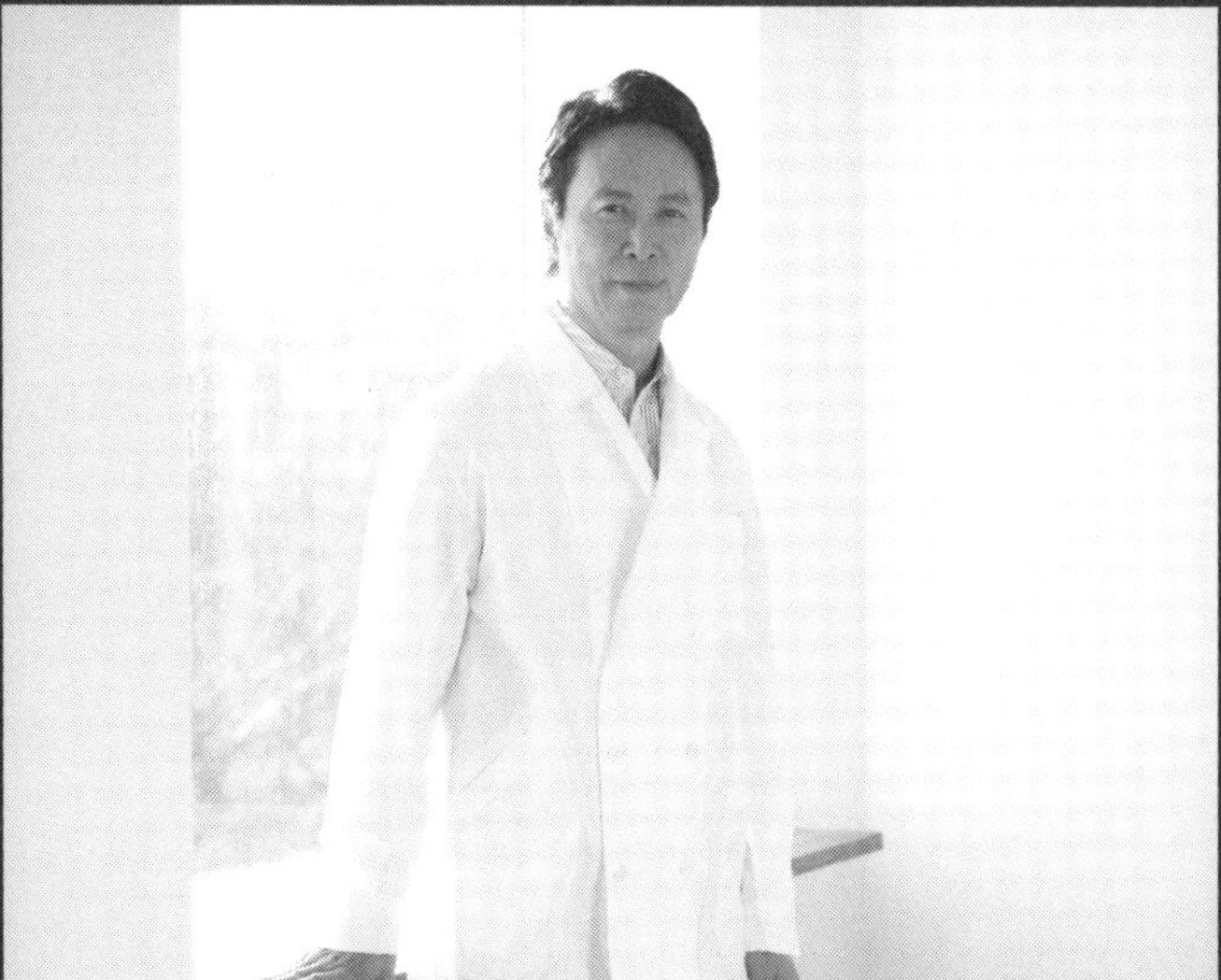

035

The Words to Adjust the Autonomic Nervous System

大事なことほど、「手書き」で記録することが大切

わたしは、大事なことほどペンを手にして紙に「手書き」で記録するようにしています。忙しいとき手書きは面倒なようですが、これが「急がば回れ」なのです。

手帳と小型のメモ帳を持ち歩き、研究室や自宅などには切り取り型のメモ帳も常備しています。そして、忘れてはいけない大事な要件はもちろん、ふと思いついたアイデアや印象に残った言葉などを、思い立ったときにすぐ手書きで残しています。

実は、わたしはタブレットなども存分に活用していて、スケジュール管理や情報収集にとってデジタルデバイスが便利なことを日々実感しています。それでも、手書きにこだわる理由があります。

それは、「手で書くという行為」や、あとで「自分の筆跡を見返す」ことがよい刺激となって脳が活性化し、自律神経を整えてくれるからです。

また、手で書くことで脳内がすっきりと整理され、記憶が残りやすくなることも実感しています。

年齢を重ねるにつれ、誰しもものごとを忘れやすくなるのは避けられませんが、このような工夫をすることでリカバーどころか、これまで以上に充実した1日を送れるようになりました。もちろん、物忘れによるミスは激減しています。

メモやスケジュール管理をパソコンやスマートフォンだけで済ましている人ほど、手書きの効果を実感できると思いますので、ぜひ試してみてください。

036

The Words to Adjust the Autonomic Nervous System

3行の手書き日記で、自律神経が整う

わたしがアイルランドに留学したときに同僚の医師にすすめられ、自分なりに改良を重ねて、いまも続けている習慣があります。それが「3行日記」です。

つけ方は簡単。「今日失敗したこと」「今日いちばん感動したこと」「明日の目標」、この3項目をそれぞれ1行で書くだけの日記です。

「今日失敗したこと」を書くのは、同じ失敗を繰り返さないように、失敗に正面から向き合うため。

「今日いちばん感動したこと」は、どんなことでもいいので、いちばん心を動かされたことを力強いワンフレーズで記してみましょう。

そして、「明日の目標」を書くとやるべきことを事前にインプットでき、明日への不安や心配がなくなります。

ポイントは、すべて手書きで行うこと。書くことで心が落ち着き、自律神経のバランスが整っていきますし、見返したときにその日の情景や気持ちがありありとよみがえってくるはずです。

もちろんたくさん書きたい人は、3行日記をベースに日記をつけてもいいのですが、3行日記はスケジュール帳の端に記すこともでき、気軽で続けやすい利点があります。また、端的に記すことで、自分の性格の傾向も見えやすくなります。

寝る前にゆっくりと1日を振り返って、3行にまとめるのもいいですね。とても質のいい睡眠を得ることができ、明日への活力へとつながっていくでしょう。

037

The Words to Adjust the Autonomic Nervous System

文字で書き出して考えると、想定外の事態に対処できる

人間は言葉で考える生き物ですから、問題が起こったときには、ものごとを明らかにするためにも、とくに文字で書き出して考えると効果があります。

想定外のトラブルというものが存在します。わたしの仕事でも、患者さんの容態の急変などはいつでも起こり得ること。

しかし、そんなときこそ5分でいいのでゆっくり対応策を書き出すことが重要なのです。

そこで役に立つのが、わたしがイギリス留学時代に学んだ「セブンラインズ」という方法です。これはもともとカルテの記述に使われていた方法で、患者さんについての重要事項を7つ、番号をつけて箇条書きで短くまとめる書き方です。

この7つというのが絶妙な数字で、患者さんの病状（部分）から、生活（全体）まで見渡すことができるため、治療やトラブルの核心が見えるようになるわけです。もし、これが3つなら、病状の羅列だけで終わることもあり得ます。

「セブンラインズ」は、仕事や生活で起こるトラブルの対処にも応用できます。

たとえば、トラブルが起きたときは、今後生じると考えられるケースを3つ想定し、それぞれのケースについて対応策を1〜3つ書き出します。このとき、必ず最悪のケースとその対応策も書き出しておきます。

こうしておくと、想定外のことが起きてもたった5分の「セブンラインズ」で想定内にしたあとなので、最悪のケースとなっても、落ち着いて事態に向かうことができるのです。

038

The Words to Adjust the Autonomic Nervous System

「歩きスマホ」が生産性を下げる

電車に乗ると、いまやスマートフォンの画面を見ている人が大半です。とくに朝夕の通勤時には、ほとんどの人がスマートフォンでSNSを見たり、ニュースを読んだり、漫画を読んだり、ゲームを楽しんだりしています。

ただ、朝からスマートフォンを熱心に見ることは、交感神経の働きを高くし過ぎて一種の興奮状態に変えてしまいます。

これでは自律神経のバランスが乱れ、せっかくの午前の生産性の高い時間の効果を低下させるため、まったくおすすめできません。

ましてや、「歩きスマホ」は論外。わたしはそういう人にはできるだけ近づかないようにしています。

なぜなら、歩きスマホをしている人はまっすぐ歩くことができないうえに、自分のタイミングで急に立ち止まることもあり、とても危険だからです。

スマートフォンを見る必要があるなら、どこか端のほうで立ち止まってゆっくり見ればいいと思うのですが……、時間を節約しているつもりで、ただスマートフォンに踊らされているだけともいえます。

あなたをイライラさせてパフォーマンスが下がるだけですので、「歩きスマホ」はやめましょう。

039

The Words to Adjust the Autonomic Nervous System

SNSを見ているだけで、自律神経は激しく乱れていく

他人に愚痴や悪口をいわないようにするには、なによりも「人を評価しない」ことです。誰かを話題にのぼらせると、最初は悪口なんていうつもりがなくても、その人について評価をはじめることで、結局、悪口やネガティブな愚痴につながりがちです。

最初は褒めていたとしても、知らないうちに愚痴や悪口に変わることがとても多いのです。

ストレスのほとんどは人間関係が原因です。だからこそ、人の悪口を耳にしたら、わたしは「その人のことはよくわからないんですよ」といって話題に入らないようにしています。

その意味では、多くの人が利用するＳＮＳは要注意。グループで集まって悪口をいうわけではないので油断しがちですが、ＳＮＳには人への評価や賛辞、愚痴があふれています。そんな内容を見ていると、間違いなく自律神経が乱れていきます。

また、楽しく投稿しているつもりでも、無意識に人の反応や評価を求めているものなので、期待どおりの反応を得られなかったり、意外な反応を目にしたりするたびに自律神経がどんどん乱れていきます。

いわゆる「ＳＮＳ疲れ」は、自律神経が乱れているという体からの警告なのでしょう。

人脈が広がったり、情報収集に役立ったりする面もありますが、わたしは極力見ないようにしています。

040

The Words to Adjust the
Autonomic Nervous System

緊張したら、深呼吸だけではなく「手を開く」

面接やプレゼンテーションなど、緊張を強いられる場面があります。そんな場面を苦手としている、あがり症の人もいるでしょう。

緊張しないためには、「まず深呼吸」とよくいわれます。もちろん、深呼吸には緊張をやわらげる効果があります。

ただ、現実にはふだん行わない呼吸法をすることでかえって余計な意識をしてしまい、より緊張してしまうことも起こり得ます。

そこで、わたしは緊張をやわらげるために、深呼吸だけではなく「手を開く」ことをおすすめしています。あくまでもわたしの仮説ですが、こぶしを握ると親指の血流が低下して副交感神経の働きを下げてしまうため、自然とリラックスできなくなると考えているのです。

人はがんばろうとするとき、ついこぶしを握りがち。ただ、力を入れると自律神経のバランスが乱れて、逆にうまくいかないことが起こるのです。

たとえば、ゴルフでも親指に力を入れてクラブを握ってはいけませんし、空手などの武術でもこぶしは強く握らず、相手に当てる瞬間だけ力を入れています。

つまり、余計な力を抜いてリラックスすることで、一撃を強力なものにしているわけです。

緊張しがちな人は、深呼吸だけではなく、一度手を開くことを試してみてください。

041

The Words to Adjust the
Autonomic Nervous System

皿洗いは最高の休息

休まなくてもストレスが解消され、家事を分担することで家庭円満にもつながる最適な方法が存在します。それが、嫌いな人も多い毎日の「皿洗い」です。

2015年に、フロリダ州立大学のアダム・ハンフリー博士が、皿洗いに著しいストレス解消効果があるとする研究成果を発表しました。

51人のグループをふたつに分け、一方には「手順を書いた指示書」を、もう一方には「気持ちを込めて皿洗いをする指導書」を手渡して皿洗いをさせたところ、後者だけにイライラする感情を軽減させる効果が見られたのです。

ただ皿洗いをすればいいというものではありません。しぶしぶ皿洗いをしていては、やっぱりストレスがたまるだけですから。

ポイントは、後者の指導書にあった「気持ちを込める」ということ。1枚1枚きれいに皿を洗い、実際にきれいになっていく皿の姿を見て楽しんでみるのです。

汚れをつつみ込む泡の感触や、汚れを落としていくほとばしる水流の勢いをその手に感じてみてください。

さらに、「汚れた皿を放置せずに、皿を丁寧に洗うわたしは素晴らしい！」と、自分の行動と存在を意識できたら最高です。

ただの雑務だった皿洗いが、最高の休息に変わる瞬間を、ぜひ体験してみてください。

042

The Words to Adjust the Autonomic Nervous System

忙しいときは空を見上げる

人はあまりに忙しいときや落ち込んだとき、調子の悪いときなどに、背中を丸めて下を向きがちです。

わたし自身もとても忙しいときがありますが、そんなときこそ、ほんのわずかな時間、立ち止まって空を見上げるようにしています。

「なんて美しい青空なんだろう」

「涼やかな雨が降っているな」

そんなことを思いながらほんの5分程度空を見上げるだけで、不思議と心が楽になり、先ほどまで忙しさや心配事でいっぱいだった心が、爽やかに晴れていくのです。

これは医学的にも理にかなったことで、上を向くだけで気道がまっすぐになり、体内に入ってくる酸素が急増します。すると、末梢の血管が一瞬で拡張し、全身の細胞のすみずみまで酸素と栄養が行き渡ります。

結果、自律神経のバランスが安定し、体はもちろん心まですっきりと晴れていくわけです。

どんなに忙しくても、少しだけ空を見上げることはできますよね。「いや、そんな暇すら惜しいんだ」と思うときこそ、ぜひ意識して空を見上げてほしいのです。

思いもよらなかった素敵な光景が、あなたの頭上で待っています。

043

The Words to Adjust the
Autonomic Nervous System

おいしく食べることに集中すると、驚くほど心身が整う

63ページでゆっくり嚙むことで自律神経のバランスが整い、午後の眠気も予防できると述べましたが、そもそも食事というものはゆっくり「おいしく」食べることが大切です。

というのも、考えごとをしながら食べていると、胃液の分泌や腸の働きが弱くなって消化がうまくいかなくなるからです。

また、食事中に考えごとをしても、すぐに解決のための行動に移すことができないため、あまり意味はありません。

それよりも、食事を「おいしく」食べることに集中したほうが、自律神経のバランスが整って心身にとって有意義です。

ゆっくりとひと嚙み嚙みずつ味わいながら食べてみてください。たとえ考えごとや心配事が心に浮かんできても、その都度「嚙む」という行為に意識を戻していきましょう。

このように、あなたの生命活動を支える大切な食事に集中して向き合うと、驚くほど心身がすっきりとしていきます。

そして、食後はきっと、考えごとに万全の態勢で取り組むことができるはずです。

044

The Words to Adjust the Autonomic Nervous System

週半ばに1回、ぐっすり眠る「睡眠の日」をつくる

「仕事が忙しくて、ゴールデンタイムにしっかり眠ることができない」という人がいるかもしれません。

そんな人は、週の半ばに1回「睡眠の日」をつくることを心がけてみてください。

この日はしっかり寝る日としてスケジュールを押さえて、遅くとも午前0時（理想は午後10時）には就寝するようにするのです。そして、なるべく目覚まし時計をかけずに、自然に目が覚めるようにしましょう。

このように、週の半ばにぐっすりと眠る日を設けると、だらけがちな週後半のパフォーマンスがかなり改善されます。

もし、週1回の「睡眠の日」もつくれないようなら、オーバーワークの可能性がありいずれ体を壊します。

日常の仕事には、時間はすごくかかるのに成果がそれほど伴わないものが含まれていますから、そうした作業を徹底的に洗い出し、自分の体を守るために思い切って断っていきましょう。

わたしも日々を忙しく過ごしていますが、「睡眠の日」を必ず設けています。ポイントは、まず自分の体を中心にした「内なる時間」を把握し、それを「外の時間」と調整して配分を決めること。

無理して仕事をしても、がむしゃらなやり方ではうまくいきません。

30歳を超えたあたりから、「時間を味方につける働き方」を身につけましょう。

045

The Words to Adjust the
Autonomic Nervous System

悩みにとらわれたら、悩みの「サイズ」を比較する

悩みはそのときどきの感じ方で、大きさや深刻さが変わるものです。

たとえば、あなたの職場に高圧的な上司がいて、その人間関係に悩んでいたとします。でも、あなたが今日突然事故に遭って、生死の境をさまよってしまったらどうでしょう？

自らの命があるかないかという極限の状況で、そんな下らない上司のことがあなたの脳裏に浮かぶでしょうか？　浮かびませんよね。

つまり、悩みとは相対的なものなのです。そこで、悩みにとらわれてしまったときは、極限の状況を想像するなどすれば、現在抱えている悩みを小さくすることができます。

「でも、なかなかうまく想像できない」という人は、これまで自分が体験した大変だったときの悩みを思い出し、「あのときのひどい悩みに比べたらたいしたことないかもな……」と、悩みの「サイズ」を比較するのもいいでしょう。

あなたがいまとらわれている悩みは、あなたが思っているほど手強くないかもしれません。

もしかしたら、あなた自身がその悩みを必要以上に大きくしているかもしれないのです。

046

The Words to Adjust the
Autonomic Nervous System

休日にペースを崩さないことで、平日をすっきり迎える

待ちに待った休日なのに、寝過ぎてしまったりゴロゴロし過ぎたりして、かえって疲れてしまったことはありませんか？

1週間の疲れをじっくり癒やすことは必要ですが、実は休日でも平日のペースを崩さず、なるべく早く起きて活動することが大切です。

平日と休日で生活パターンをがらりと変えると、それだけで自律神経のバランスを乱してしまうからです。

そこで、休日もきちんと早く起きて、たとえば美術館へ行ったり、運動をしたり、ゆっくり読書をしたりするなど、平日にはなかなかできない活動をしてリフレッシュしてみましょう。

また、休日に少しだけ仕事をすることもいいかもしれません。

仕事といっても、本格的にするのでは休みになりませんから、来週の予定を考えるといった程度のことで十分です。

平日と休日をくっきり分ける人も多いのですが、そうすることで平日を迎えるのがかえってつらくなってしまう場合もあります。

ゆっくりと休みながらも、平日と極端にリズムを変えないことが質のいい休日を送るコツです。

047

The Words to Adjust the
Autonomic Nervous System

週に1日、予定のない「戦略日」をつくる

みなさんは、数多くの仕事を抱えながら、時間を効率的に使うために様々な工夫をしていると思います。

1日が24時間と決まっている以上、より多くの仕事をするためになるべく無駄をなくし、隙間の時間を惜しんで勉強に活用している人もいるでしょう。

そんななか、わたしは1週間に1日必ず予定をまったく入れない日を意識的につくっています。なぜなら、予定というものは入れれば入れるほど予期せぬ新しい予定で埋まっていくからです。また、予定を入れ過ぎると、スケジュールの余白を予定で埋めたくなる心理も働きます。

そうなると、せっかく効率を意識して隙間の時間を活用しても、優先順位すら付けられない状態になってしまいます。

そもそも行う必要がない予定までも、スケジュールに入ってくることが起こり得るというわけです。

わたしは、予定を入れない1日に研究成果を論文にまとめるなど、物理的に時間がかかる仕事を入れ込みます。また、その週のなかで遅れてしまった予定を取り戻すことにも活用しています。そうした「戦略日」を1日つくるだけで心に余裕が生まれて、優先順位も確認でき、結果的に質の高い成果をあげることができるのです。

丸々1日が難しければ、半日でも構いません。

自分だけの「戦略日」をつくることに、ぜひ挑戦してみてください。

048

The Words to Adjust the Autonomic Nervous System

運動は1日10分、余分に歩くことからはじめる

規則正しい生活、質のいい睡眠、ストレスの緩和などのほかに、健康を維持するためにぜひ取り入れてほしい習慣があります。それが、「運動」です。

運動をすると副交感神経の働きが高まり、自律神経のバランスが整います。

その結果、成長ホルモンの分泌が促進され、さらに質のいい睡眠が得られるなど、心身にとってよいサイクルをつくることができるのです。

忙しい毎日のなかで運動時間を確保できない人も多いでしょう。でも、なにも激しい運動をする必要はありません。たとえば、帰宅後に10分間、近所を散歩することからはじめることをおすすめします。

そして、これを2週間ほど続けられたら、様々な機会を利用してゆっくりと歩数を増やしてみてください。たとえば、エスカレーターではなくあえて階段を使ったり、電車で座ることをやめたりするなどなるべく足を使うように意識する。

すると、ふだんの行動範囲のなかでも運動の効果を得ることができます。

いきなり激しい運動をはじめると挫折することも多いので、まずは続けることを目標にしましょう。1カ月続けられたら、体が確実に変わっていることを実感できるはずです。

049

The Words to Adjust the
Autonomic Nervous System

「寝る前の3時間」の行動が、睡眠の質を決める

「睡眠のゴールデンタイム」に寝ること以外に、もうひとつ意識してほしいことがあります。

それが、「寝る前の3時間」の行動を見直すこと。

いくらゴールデンタイムに寝ても、直前まで食事をしたりテレビを観たり、パソコンやスマートフォンの画面を眺めていたりしては、交感神経の働きが下がらず、質のいい眠りにとって大切な副交感神経の働きが上がりません。

そこで、食事は寝る3時間前には終え、ゆっくりする時間を確保してほしいのです。

とくにスマートフォンは入浴前にさわることをやめ、裏返しにして置いておくなどできる限り断ち切ってください。スマートフォンは目に負担をかけ、さらに思考回路に影響を与えるため、大切な睡眠に決定的なダメージを与えます。

ひとむかし前は、デジタルデバイス自体がなかったので余計なストレスはありませんでした。ですが、いまはスマートフォンで受けたストレスがどんどん積み重なっていく傾向にあります。

そこで提案です。スマートフォンは時間を決めてさわるようにしましょう。わたしも、たとえば1時間経ったら5分だけ見るなど、しっかり時間で制限しています。

完璧さにこだわると睡眠はかえってうまく取れなくなる面もあるので、まずは食事の時間を守ったり、スマートフォンの電源を切ったりするなど、なにかひとつでいいので「寝る前の3時間」の行動を少しずつ見直してください。

050

The Words to Adjust the
Autonomic Nervous System

症状が2週間続いたら、必ず病院へ行く

「もっと早く来てくれていたら」

診察していると、そう感じてしまう患者さんがたくさんいます。ご本人も不調に感づいてはいたのでしょうが、面倒だし、忙しさを理由に先延ばしにして、結局「これはまずい」という段階になってようやく病院へ駆け込む患者さんがとても多いのです。

そこで、医師の立場からの提案です。頭痛でも便秘でも咳でも鼻づまりでもどんな症状でも、2週間続いたら病院へ行くことを考えてください。

長くつき合っている慢性的な症状は自律神経が整えばある程度解消しますし、神経質になる必要はないかもしれません。でも、やはり症状が2週間続くようなら、一度医師に診てもらったほうが安心でしょう。

仮になにもなければ大きな安心感を得られますから、それだけでも行く価値はあります。病院を避けていては、不安や心配を抱えて自律神経がどんどん乱れていきます。

病院へ向かう足が重くなるのは、多忙だけが理由ではありません。心のどこかに、「悪い病気といわれたら嫌だな」という不安が潜んでいることが多いものです。

病院へ行くことは、自分の体の声に敏感になること。つまるところ、それは「現実を直視すること」ともいえるかもしれません。

年齢を重ねると、なんらかの不調や違和感があって当然です。大切なのはそれに目をつぶることなく、現実的に対処していく勇気なのです。

051

The Words to Adjust the
Autonomic Nervous System

美しく歩くことは、美しい人生へと導いてくれる

今日1日を素晴らしい日にするためにできることはたくさんありますが、これからはぜひ「歩き方」を意識してみてください。

理想の歩き方は、肩の力を抜いて、背筋を伸ばし、頭の中心が空につながっているようなイメージで首を伸ばします。そして、おへそから前に出る感じでゆっくり歩くことです。

この姿勢で歩くと、気道がまっすぐになって呼吸が深くなります。すると、副交感神経の働きが上がっていきます。結果として自律神経のバランスが整い、全身に血液が流れるようになります。

いくら歩くのが健康にいいからといって、間違っても美しくない歩き方、つまり背中を丸めてうつむいて歩いたり、足から進むようにバタバタ歩いたりしてはいけません。

全身の細胞に血液が行き渡ると、体はもちろん、気持ちまでもが爽やかに落ち着いていき、最高のパフォーマンスを引き出すことができます。こうした準備を朝の通勤中にできたら最高ですね。

もちろん朝だけでなく、美しく歩くことはあなたを間違いなく、これからの美しい人生へと導いてくれるでしょう。

052

The Words to Adjust the Autonomic Nervous System

服と靴を整理することが、若々しさと美しさを左右する

近年、余計なものを持たないミニマリズムをはじめ、片づけや整理のノウハウも話題になりましたが、身のまわりがすっきりと片づいた空間は自律神経のバランスにもいいものです。そこで、自分の生活空間や仕事場はできるだけきれいに整理しておくことが大切です。

とくに、クローゼットと靴箱は重要。なぜなら、身に着ける服と靴は、外出するときの自律神経に直接影響するからです。

今日着る服をごちゃごちゃしたクローゼットから探してイライラしたり、靴箱から昨日の汚れがついたままの靴を取り出したりすると、それだけで自律神経が乱れていきます。

そして、それはその日の「第一歩」を確実によくない方向へと傾けていきます。

若いうちは目立たないものですが、年齢を重ねてもそうした行動を続けていると、どんどん老けて見えるようにもなります。そんな生活スタイルのまま、高級品ばかりを身に着けてもまったくの逆効果ではないでしょうか。

わたしもむかしは身なりに無頓着なほうでしたが、いまは自分に合った、自分がよいと思ったものを、すっきり片づいたクローゼットと靴箱から選んでいます。

とても小さなことに思えますが、大切にしている服や靴の整理が、人の若々しさや美しさを支えていくのだと思います。

053

The Words to Adjust the
Autonomic Nervous System

時間は人の命。
すべての約束に
「30分前」の行動を

わたしは、すべての約束に対して30分前の行動を心がけています。そのように行動すると、なにごともない場合は目的地で30分余ることになるため、近くのカフェでゆったりと資料を確認したり、スケジュールを見返したりして次の準備をしています。

そして、もし交通機関が遅れるなど不測の事態が起きたとしても、30分の余裕があれば問題ありません。

迂回しても十分に約束の時間には間に合いますし、ゆったりと余裕を持って行動しているため、目的地に着いたら汗が噴き出して心臓がバクバク、頭もロクに回らない、なんていう事態はあり得ません。

それにしても、多忙ななかでなぜ30分もの余裕を持つ必要があるのでしょうか。それは、わたしは「時間は人の命そのもの」だと考えているからです。

そして、他人の時間を大切にできない人は、自分の時間も大切にすることはできません。

反対の立場に立てばわかることですが、いつもギリギリで駆け込んだり、5分ほど遅れたりする人がいたらどのような印象を持つでしょう。どれだけ愛想がよくても、やはりだらしない印象を受けるのではないでしょうか。そんな人に、誰が重要な仕事を任せようと思うでしょう？　たった5分の遅れがその人の印象を決め、将来の進路までも左右してしまうのです。

そこで、今日からすべての約束に対して30分前の行動を心がけてみましょう。それだけで、驚くほどの気持ちの余裕が生まれるはずです。

054

The Words to Adjust the Autonomic Nervous System

徹底的に「準備」をすれば、不意打ちにも対処できる

本書で紹介している様々な方法を実践していても、自律神経が激しく乱れることがときに起こります。それは、思ってもみなかった問題やトラブルで「不意打ち」を受けたとき。不意打ちを食らうと心が激しく動揺し、思うようなパフォーマンスを発揮できず、事態にうまく対処できなくなります。

また、仕事や人生の大事なときに限って、いや大事なときだからこそ、より強く不意打ちによるダメージを受けてしまいます。

それを避けるには、日ごろからの「準備」しかありません。大事なイベントにまつわる不安要素をすべて書き出し、さらに、「さすがにこんなことは起こらないだろう」と思えるほどの事態まで想定し、対策を準備しておくのです。

たとえば、重要なプレゼンテーションの前日に、持ちものチェックやリハーサルだけで終わっていませんか？　もし、あなたが当日事故に遭ってしまっても、ほかのスタッフによってプレゼンテーションは問題なく行われるでしょうか？

なぜ、そこまで準備にこだわる必要があるのか。それは、不意打ちはコントロールできませんが、それに対して「準備することはコントロールできる」からです。

一流のスポーツ選手やビジネスパーソンたちはこのことを知り抜いており、準備をやり抜くことで自律神経のバランスを手に入れています。

準備を徹底的にやり抜いたかどうかで、すでに勝負は決まっているのです。

055

The Words to Adjust the Autonomic Nervous System

自分は失敗する人間だと考える

どんな分野でも、第一線で活躍する一流の人ほど「自分は失敗する人間である」と意識しているものです。そして、そう思うからこそ、ものごとに向かう前に徹底的に準備をします。

それは、傍目から見ればちょっと極端に感じるほどの徹底ぶりです。しかし、そうした準備によって、どんなことが起こっても対応できる力を身につけているのです。

もちろん、つねに余裕があって自律神経が落ち着いているので、質の高い仕事をコンスタントにこなせることはいうまでもありません。

逆に、自分に自信があり、「自分は大丈夫だ」と思っている人ほど信じられないミスをします。ポジティブ思考を持つのはいいのですが、最悪の状態を想定するクセがついていないため、想定外の状況にとても弱いわけですね。

これは仕事に限った話ではありません。

「わたしはほとんど風邪をひかないから大丈夫」

「若いころから体力に自信がある」

「記憶力はかなりよいほうだ」

そのように思っている人ほど、悪い病気を見逃し、大切な用事をすっぽかします。

自分は失敗する人間である。そう思うのはネガティブ思考のようですが、実は違います。

そのように意識することで不安や心配事をなくし、大きな余裕を持って生きることができる、とても大切な思考なのです。

056

The Words to Adjust the Autonomic Nervous System

本物の知識は、人生を生きるあなたを勇気づけてくれる

自律神経を安定させるには、ふだんから「余裕」を持って生きることが大切です。

「いきなり余裕を持てといわれても……」と思う人もいるでしょう。このとき、安定した自律神経のベースとなる余裕を身につけるためには、実は勉強することがとても重要です。

自ら関心があることを、書籍などでさらに深く学んでいく。感性を刺激し、心を豊かにしてくれる芸術作品に触れる。こうして得た本物の知識こそが人に余裕を与え、結果的に自律神経のバランスを整えてくれます。

勉強をすると、どんなことが起きても動じない落ち着きのある人になっていくのです。

余裕のない人は、つねに中身のないことを早口でしゃべり続け、自分でも気づかないうちにネガティブな意見や愚痴を吐き出しています。

そうした行為は副交感神経の働きを著しく下げ、しかも、そんな人のまわりには同じような人が集まるため、さらにネガティブなループにはまっていきます。

今日からぜひ、1日のなかで少しでもいいので、知識を深める勉強の時間をつくってください。自分が本当に知りたかったことや、ずっと前からやりたかったことについて、ひとりで静かに学んでいくのです。

そうした行為こそがあなたを変え、あなたの周囲の環境までも変えていきます。

本物の知識は、人生を生きるうえであなたを本当に勇気づけてくれるでしょう。

057

The Words to Adjust the Autonomic Nervous System

悩み方で決まる。中途半端に悩むのがもっともよくない

仕事などで、つい同じ失敗を繰り返してしまうことはありませんか？　あるいは何度も同じことで悩んだり、やってしまったことをずっと後悔していたり……。

これらはすべて、過去に中途半端に悩んだ結果です。しっかり解決しないままものごとを途中で放っておくと、頭のなかに悩みが散らばって、後悔や迷いの感情がもやもやと残る状態が続きます。

そして、次に行動するときにまた似たような悩みや感情を引き起こしてしまうのです。

悩みには、はっきりとかたを付けることが必要です。文字どおり、頭のなかの悩みというゴミを「片づける」のです。

そのためには、徹底的に悩み抜くことが大切。

「もうこれ以上は悩めない」

「考えつくして覚悟ができた」

そうした状態になるまでとことん悩み抜き、悩みを消し去ってしまうことが必要なのです。

結果は、悩んでいるときに考えてもわかりません。だからこそ、いかに後悔なく迷いなく前に進んでいけるかに集中しましょう。悩んだ経験だけをもとに成長していくのです。

悩みがなくなれば、当然ストレスがなくなります。さらに、悩み抜く力や習慣がつけばストレスに対して強くなり、心身が健康になっていきます。

同じ悩みでも、「悩み方」ですべてが決まるのです。

058

ささいなことで悩まない。
小さな迷いはすぐに決める

ずっと心に引っかかっている悩みや心配事なら、きちんと紙に書き出して解決策を探していけばいいのですが、積み重なると意外にストレスになるのが小さな悩みや、ちょっとした迷いです。

たとえば、「傘を持っていくかどうか」「どんな服を着ていくか」「パンにするかライスにするか」「メールにすぐ返信するかどうか」など、1日のうちで何度も迷ってしまう人は、ささいなことで悩まない状態をつくっておくことが大切です。

なぜなら、小さな迷いで頭がいっぱいになってしまうと、大きな問題の解決に集中して取り組むことができなくなるからです。

そこで、小さな迷いが生まれたら「すぐに決める」ことを習慣にしましょう。その場ですぐに決めることでフィードバックが得られますし、少しずつ決断する力もついてきます。

結果的によい結果で終わらなくても、もともとがささいな悩みなのでたいした影響もありませんよね。

また、決断することを繰り返して学びを得たあとは、「次からはこうする」と決めてしまうとより簡単です。先の例でいうなら、「降水確率が30%以上なら折りたたみ傘を持っていく」「午前中はメールしない」などと決めてしまうと、とてもすっきりした気持ちになります。

貴重な時間とエネルギーを、ささいなことで無駄にしないように生活しましょう。

059

The Words to Adjust the
Autonomic Nervous System

あきらめるは「明らめる」こと

人間は30歳を超えたころから、自律神経をはじめ体が変化していくので、体調の悪い日はどうしても思うように作業がはかどらないことが増えていきます。

もう20代のころのように、すべて体力や気合では乗り切れないわけです。

そんなときは、ある程度「あきらめる」ことも必要です。

たとえば、質のいい睡眠を取ったあと、午前中に集中を必要とする仕事に没頭し、午後は打ち合わせなどを入れて少しずつ流していくなど、体力が低下したぶん工夫が必要になるのです。

「あきらめる」というと、なんだか負けたような否定的な意味に聞こえますが、本来は「明らめる」（ものごとの事情・理由をあきらかにする『大辞林』）という言葉が使われていました。

つまり、調子が悪いならその原因をしっかり特定し、最善の対処をしようというわけです。

体力や気合で乗り切れないのに、「仕事が多くて終わらない」「休めるわけがない」と嘆いて問題を先送りしていると、いつまでも問題が解決しないどころか、大切な体と心に悪い影響を与え続けてしまいます。

あきらめるは、「明らめる」。

そのように考え方と行動を変えていくことで、次第に外部の力にも動じない覚悟が身についていきます。自分を守るためにも、30歳を超えたら知恵と工夫で乗り切っていきましょう。

060

The Words to Adjust the Autonomic Nervous System

「しっかり悩む」とは、「しっかり書き出す」ということ

ある悩みが心に引っかかり、いつまでも心が晴れないなんてことはありませんか？

いくら考えてもうまい解決策が見つからないし、放っておくと、どんどん悩みは大きくなるばかり。そんな状態が続けば、心のストレスとなりあなたの貴重な集中力とパフォーマンスを下げてしまいます。

そんなときは、先に述べたように、悩みを「書き出す」ことが必要です。具体的には、悩みや不安の場合は、「なにが問題で」「それに対してどうすればいいのか」をしっかり書き出さなければ、いつまでも頭がもやもやして解決に向けて具体的に動けません。

この2項目に加えて、「なにが不安なのか」「相手のなにが嫌なのか」「どこまでなら耐えられるのか」「自分に変えられるところはないか」など、悩みに応じて自分の感情を探っていくようにどんどん書き出してみてください。

文字にすることではじめて、本当の感情や客観的な視点を知ることができます。書き出す前には考えもしなかった視点に気づくことがとても多いのです。

また、こうして書き出したことは、あなたがしっかり考えた「証拠」となります。

「考えるだけは考えた」

「やれるだけのことはやった」

そう思えると、どんな悩みであってもあなたは自信を持って前へ進んでいけるでしょう。

061

The Words to Adjust the
Autonomic Nervous System

長所を伸ばすだけではなく、短所こそを武器に変える

「長所を伸ばしなさい」と、世間ではよくいわれます。たしかに、自分の好きなことや得意な分野で勝負するのは、結果を出すために必要なことでしょう。

しかし、わたしは「短所こそ伸ばすべき」と考えています。

なぜなら、どれだけ長所を伸ばしても、人は自分の短所から逃げることはできないからです。むしろ短所に目をつぶろうとすればするほど、ますます大きくなっていくでしょう。

また長所が伸びると、ますます短所が気になるようになります。

これは不安や悩みと同じです。そのため、短所としっかり向き合うことがとても大切。それは不愉快なことかもしれませんが、文字にして書き出しながら向き合うと打開策が浮かんだり、思っていたほど恐れるものではないことがわかってきたりします。

しかも、長所を伸ばすことはそもそも簡単ですから、短所さえ強化できれば、いつの間にか長所も伸びて「総合力」が上がります。

一流と呼ばれる人のなかには、スポーツ選手としては体格に恵まれていなかったり、体が弱かったり、学者だって劣等生だった人がいたりするものです。それなのに、なぜ彼ら彼女らは目を見張るような活躍ができるのでしょうか？

もちろん人より努力したことは一因ですが、自分の短所と徹底的に向き合い、工夫し、強化して、最後には武器になるまで磨いたからなのです。

062

The Words to Adjust the
Autonomic Nervous System

「わたしならできる」と思って、何度も挑戦すればいい

仕事などで問題にぶつかったとき、その難しさやハードルの高さに「こんなのできるわけがない」と、物怖じしたことはありますよね。誰にだって経験があることだと思います。

でも、あなたとほぼ同じ能力を持った人がいたとして、その人が「やっていくうちにできるようになるだろう」と思っていたらどうでしょう？

このように、同じハードルでも、高くしてしまう人もいれば低くできる人もいます。これが、個人の「感じ方」の差です。

「なんとかなる」「わたしならできる」と思える人は、これまで何度もチャレンジし、問題やハードルを乗り越えてきた経験にもとづいた感覚を備えています。挑戦と失敗を繰り返す過程で、やがてコツや答えが自ずと見えてくると確信しているのです。

こうして、たとえ難しく高いハードルでも、冷静になれたときに自律神経のバランスも整い、十分なパフォーマンスが期待できます。

逆に、バランスが崩れて交感神経が優位になり過ぎると、気合で乗り切ろうとして体を壊したり、質の低い仕事をしたりしてしまいます。

問題解決のひとつの方法は、たとえ大きい問題でも、小さく分割して考えること。そうして何度も挑戦していけば、最初はとても高く見えたハードルを低くすることが可能になります。

063

The Words to Adjust the Autonomic Nervous System

「考える力」をつけるには、1日10分徹底的に考える

たくさんの仕事を抱えていると、同時に様々なことを考えているつもりでも仕事がはかどらず、時間ばかりが過ぎていきます。

その理由としては、理想的な時間に最適な方法で集中できていないこともありますが、そもそも「考える力」が不足していることが考えられます。

しかし、「考える力」は1日10分間で鍛えることができます。ただし、10分間徹底的に考えることが必要です。考えることはどんなことでも構いません。たとえば、ある音楽を耳にしたときによい思い出がよみがえってきたとしたら、それが自分にとってなぜ素晴らしいのか、その音楽のなにに心惹かれるのかなどを考えます。過去に起こった出来事や思い出を起点にすると考えやすいかもしれません。

10分間は、思っている以上に長い時間です。10分間本当に集中して考えると、いかに多くのアイデアや示唆が得られるかを実感できるはずです。

それは、これまで漫然と過ごしていた時間の使い方の感覚を、決定的に変えていくでしょう。

「下手の考え休むに似たり」

そんなことわざにもあるように、だらだらと考え続けてもよい解決策が浮かぶことはなく、時間を無駄にしてしまうことは多いかもしれません。

「考える力」をつける10分間を毎日の習慣にすると、あなたの時間の使い方と集中力は劇的に変わっていくでしょう。

064

The Words to Adjust the Autonomic Nervous System

「死」を意識する

人間の誰もが逃れられないこと――それは「死」です。大富豪であろうとも、どれだけ出世や成功をしようとも、人は必ず死を迎えます。この厳然たる事実にあなたはどう向き合うでしょうか？

わたしがこれまでに会った一流と呼ばれる人たちは、つねに死を意識し、いまを全身全霊で生きている人ばかりでした。

この瞬間も人は死に向かって一歩一歩確実に進んでいるからこそ、いつ燃え尽きても悔いがないように、いまこの瞬間を十全に生きているのです。

また、つねに死を意識している人は、身のまわりが完璧に整理されています。文字どおり、いつ死んでも問題が起こらないように、あとに遺すものも含めてすべてを整えているのです。

もちろん、頭と心が整理されていることはいうまでもありません。つねに死ぬ準備ができているため、なにごとにも動じることのない穏やかな心を持ち、頭はクリアに冴え渡り、自律神経が乱れることもありません。

「わたしはいつ死んでもおかしくない」

そうした事実に向き合い、つねに意識することを少しでもいいのではじめてみてはいかがでしょう。きっと、これまで以上に充実した日々を送れるはずです。

065

The Words to Adjust the
Autonomic Nervous System

思い立って
すぐはじめれば、
動じない自分へ
変わっていく

人はどのようにして新しい自分へと変わっていくのでしょうか？

様々な考え方があると思いますが、わたしの経験からいわせてもらえば、それは「思い立ったら、すぐにはじめる」ということです。

「いつかやろう」と思っていても、その日はやって来ないというのは本当です。大切なのは、いますぐはじめること。

そうしてはじめた小さな習慣が2週間も続けば、あなたの人生が少しずつ変わりはじめます。

そもそも、ものごとを先延ばしにしてもよいことはありません。なぜなら、いま感じている不安や心配が解決しないまま、ずっとあなたの意識を占め続けるからです。

そして、それは無言のストレスとなってあなたの自律神経を乱し続けます。だからこそ、思い立ったらいますぐはじめることが大切なのです。

そのような生き方を心がけることで、思わぬ事態にも前もって準備する余裕ができます。なにが起こっても動じない自分へと変わっていきます。

たったひとつのことでいいのです。

あなたは今日から、なにをはじめますか？

066

The Words to Adjust the
Autonomic Nervous System

小さなよい習慣を積み重ねると、あなたの人生は輝く

ひとつだけでも小さなよい習慣をはじめてみると、思った以上にうまく続けることができたり、成果が少しずつ目に見えてきたりします。そうしたら、しめたもの。無理をすることなく、自分のペースで次の小さなよい習慣もはじめてみてください。

そのようにして小さなよい習慣を積み重ねていくと、あなたの人生はこれまでにないほどに輝いたものへと変わっていきます。

自律神経が理想的な状態になると、たとえ60代であっても、30代を超えるパフォーマンスを引き出すことは十分可能です。

また、1日のなかで小さなよい習慣をひとつでも続けると、今日という日を満足感とともに終えることができます。なんの変哲もないと思われた日を充実した1日に変えてくれるもの、それが小さなよい習慣のパワーです。

20代のころのあなたをつくったものはなんでしょう？　それは10代のころの1日、その小さなよい習慣の積み重ねです。同じように、30代のあなたをつくるのは20代の1日、40代のあなたをつくるのは30代の1日、50代のあなたをつくるのは40代の1日なのです。

あなたがいま何歳であっても、今日1日の小さなよい習慣が、明日のあなたの人生をかたちづくっていきます。

そして、続けるほどにあなたの人生はそのぶん輝いていくのです。

067

The Words to Adjust the Autonomic Nervous System

人生に無駄なことはない

小さなよい習慣を積み重ねる生き方に変えていくと、人生が充実したものに変わっていくため、ふとこんなことを感じるかもしれません。

「若いころにもっとがんばっておけばよかったな」

「30代で回り道をしたのかもな……」

その気持ちは、わたしにもわかります。わたしも数々の失敗を経験するなかで自律神経の研究に関心を持つようになったのですが、本書でご紹介してきたような知識を得るたびに、「もっと若いころに知っていれば……」と後悔したものです。

でも、60代を迎えたいまでは、そのように思うこともなくなりました。無駄があったからこそいまがある、いや、「人生に無駄なことなどない」と心から信じられるようになったからです。

どんなことでも、真面目に取り組んでさえいれば、将来どんなかたちで花が咲くか誰にもわかりません。多くの一流と呼ばれる方にお会いしてきましたが、若いころになかなか芽が出ず、とても苦労された方はたくさんおられます。

それでも、しっかりと真面目に与えられた役割に取り組み、やがて大成した人たちはいくつになってもとても魅力的です。

どんなことでも真面目に取り組めば、人生に無駄なことはないんだなと、心から思うのです。

068

The Words to Adjust the
Autonomic Nervous System

出会った人の仕草、笑顔。あらゆる場面に師を見つける

あなたには人生の「師」と呼べるような存在がいますか？　もし、いるならとても幸運なことですが、いまそのような存在がいなくても大丈夫です。

なぜなら、「あらゆる場面に師を見つける」生き方をすればいいからです。

たとえば、出会った人の仕草や、ふと見かけた人の優雅な佇まい、子どもが見せてくれた笑顔、書籍で出会った言葉……。年齢や学歴などにまったくこだわらず、あらゆる人やもの、場面に学び、感動すればいいのです。

そう、謙虚な思考を持てば、いまからでも「師」はどこにだって見つけることができます。

こうしたことは、少し意識することで誰にでもできます。あなたも、あらゆるものを「師」としながら、いまから大きく成長することができるのです。

たとえば、思わず憧れてしまう人に出会ったら、その人のことを1日1回思い出してみましょう。そんなちょっとした心がけがあなたを変え、素晴らしい世界へと引き上げていきます。

あなたのまわりには、あなたと同じような人が集まります。だからこそ、自分からほんの少しずつでも変わっていくことでたくさんのチャンスが集まるようになります。

そして、多くの「師」に助けられて、もっと前へ進んでいけることでしょう。

069

The Words to Adjust the Autonomic Nervous System

プロフェッショナルになるには、人がやらないことをやる

自律神経研究の成果をベースに、あなたを変える効果の高い方法やコツを紹介していますが、人間は一人ひとりが異なる存在です。心も体も異なる以上、人それぞれに合った方法があってしかるべきという考え方もあるでしょう。

この、「誰もが同じ存在ではない」という事実を強く意識していくと、仕事でも生活でもプロフェッショナルになることができます。

簡単にいえば、「人がやらないことを選ぶ」ということです。

あなたが好きなことや得意なことはなんですか？　人生で本当に成し遂げたいことはなんですか？　それらをひとつずつ紙に書き出してみてください。そして、そのなかから「ほかの人がやらないようなこと」を選ぶのです。

それは一見損をするような、うまくない選択のように思えるかもしれません。しかし、そうして選んだことこそが、その道で誰にも負けないプロフェッショナルになる秘訣です。

そして、それをこれから「やってやろう」と意識してください。

いくつになっても遅いということはありません。ある程度の年齢になっても、20代の若者よりみずみずしい感性を持ち、楽しくワクワクしながら生きている人はたくさんいます。そういう大人になることは、誰にだって可能なのです。

070

The Words to Adjust the
Autonomic Nervous System

自分が輝ける場所を探し続け、少しでも近づいていく

様々なジャンルで活躍している人たちは、つねに「自分が輝ける場所」を探し続けてきた人たちです。そして、一流と呼ばれるようになったいまでも、なんの偏見を持つこともなく広く周囲を見渡し、つねに純粋な心でそのような場所を探し続けています。

世間の目から見れば、その判断は一見効率が悪く、かえって大変な道であることもあります。しかし、彼ら彼女らはそんなことを気にしません。

それよりも、自分が本当にやりたいことができて、「自分が輝ける場所」に少しでも近づこうとしているのです。

だからこそ、もしあなたがいま納得のいかない生き方をしていると感じていたり、「まだまだ自分はできる」「もっと好きなことがある」と感じていたりするなら、少しでも「自分が輝ける場所」に近づく努力をしてみましょう。

もしかすると、それは仕事や職場を変えたり、人間関係を大きく変化させたりすることかもしれません。それでも、一度冷静になって考えてみる価値のあることです。

あなたの人生はあなただけのものであり、誰に遠慮する必要もないのですから。

「そんなことできるわけがない」と思いますか？　でも、試してみながら少しずつ考えてみるのもいいかもしれませんよね。

ほんの少しでも理想の姿に近づいていくことが、あなたをこれまでになく輝かせていくことでしょう。

071

The Words to Adjust the
Autonomic Nervous System

ゆっくりでいいから、目標を設定しそれに向かって生きる

自律神経のバランスは様々なことが原因となって乱れていきますが、日々を漫然と無目的に生きることほど自律神経の働きを弱める生き方はないかもしれません。

極端な場合は、交感神経も副交感神経も働きが弱まった、「なにもする気が起こらない」無気力に陥ってしまいます。いわゆる、うつ症状に近い状態になってしまうということです。

「でも、人生の目標を持つのは難しい」

「自分が本当にやりたいことがわからない」

そんな人だっているでしょう。でも、最初からそんな大きな目標を持てなくても大丈夫です。

たとえば、「1週間に1冊は本を読む」「半年に1回は家族と旅行する」というような目標で十分。目標を設定し、それを意識して生きるだけでも、あなたの自律神経はしっかりと整っていきます。

そのようにして目標を意識した生き方に少しずつシフトしていくと、やがて年単位の目標から人生の目標まで、自然に考えられるようになっていきます。

どんな人でも、最初から大事は成し得ません。人生の目標や生きる意味にとっても、やはり最初は「ゆっくりはじめる」ことが大切なのだと思います。

072

The Words to Adjust the
Autonomic Nervous System

「いま、ここ」を意識し、あなたの力を最大限に発揮する

人は多かれ少なかれ、過去のことを悔やんだり、過去の言動に縛られたり、まだ見ぬ未来を心配したりして生きています。

そんな人間だからこそ、わたしは日々のどんなことでも、「いま、ここ」に全神経を集中し、全力でやり抜くことを心がけています。

なぜ、「いま、ここ」が重要なのでしょうか？　それは、自律神経がまさに「いま、ここで起こっていること」に対応するシステムだからです。

過去の後悔や未来の心配を断ち切ることは難しいものですが、これまでどんな人生を送ってこようとも、いまのあなたを変えるのは、やはり「いま、ここ」でしかできません。

同じように、仕事や生活を充実させたければ、「いま、ここ」で改善しなければならないし、運動不足でもダイエットでも、「いま、ここ」で行動を起こすしかありません。

そうした小さな一歩の積み重ねが、あなたの未来をかたちづくっていきます。

ぜひ、「いま、ここ」を意識し、全神経を集中させるくらいの充実した生を送ってください。

そのような生き方を心がければ、あなたを24時間支える自律神経というシステムが、きっとあなたの持つ力を最大限に引き出してくれます。

073

The Words to Adjust the Autonomic Nervous System

Don't believe anybody.
（誰も信じない）

わたしはこの言葉をとても大切にしています。一見冷たい言葉のようですが、自らこのように意識して生きることで、逆に人の助けや温かみをありがたく感じながら生きることができるのです。この言葉は、恩師とイギリス留学時代の指導医からいわれた言葉です。わたしも最初は、「冷たい人だな」と思ったのですが、ともに仕事をするなかで「なるほど、そういうことか」と心から納得するようになりました。

外科医は小さなミスや不注意が命取りになる仕事です。患者さんの命の全責任がのしかかり、手術室では少しの動揺も許されません。

それでも、小さなミスは起こるもの。たとえ自分は完璧に準備していても、他人が思わぬミスをすることもありますし、機械がうまく作動しないことも起こり得ます。しかし、それも含めて結局のところ「信用した自分が悪い」というわけです。

そして、これが外科医という仕事のまぎれもない現実でした。

あなたも、「誰も安易に信じない」という覚悟をふだんから持つことであらゆるケースを想定した準備をすることになり、どんなトラブルが起こっても冷静に行動できるようになります。

もちろん、わざわざ面と向かって人にいう必要はありません。心のなかで、「自分は自分、他人は他人、機械は機械」と思っておけばいいのです。日ごろからそのように思って生きることで、強いプレッシャーがかかる場面でも、冷静に対処できる強靭な心を身につけることができます。

074

The Words to Adjust the
Autonomic Nervous System

プロセスよりも結果を直視する

不思議なことに、体の調子がいいときに限って、大きなミスや間違いをしてしまうことがあります。

これは医学的にも理にかなったことで、体の調子がいいときは副交感神経の働きが上がり過ぎて、つい気が大きくなったり、無意識に油断してしまったりすることがあるからです。スポーツの世界でも、調子がいい選手が本番で結果を出せないことはよく起こります。

そんなとき、あなたなら、結果が出なかったことに対してどう考えますか？

「体調はよかったのだから、運が悪かった」

「結果ではなく、むしろプロセスが大事なのだ」

そのように考えてしまうクセがついていないでしょうか？

もちろんプロセスは大切。プロセスを重視せずに、たまたま成功しただけの「結果オーライ」では、あとに続く成長はあり得ません。

ただし、「プロセスが大事」という見方にも、あまり偏り過ぎないでほしいのです。

たとえばわたしの仕事なら、どんなにプロセスがよくても手術のミスは絶対に許されません。あたりまえですが、結果だけが厳しく問われ、結果がダメなら、むしろプロセスのどこかに致命的な問題があったと考えます。

よかったはずのプロセスに潜む問題と、自分の甘さを直視することこそが大切。そのようにして、人は「結果」を出していくのだと思います。

075

The Words to Adjust the
Autonomic Nervous System

真の自信は、日々の習慣や経験の積み重ねで育まれる

ビジネス書や自己啓発本などには、よく「根拠のない自信を持て」などと書かれています。たしかにこれは一理あるところもあり、なにかをゼロから生み出すイノベーターたちは、ある意味根拠のない地点から一歩を踏み出す必要があります。

また、一般的にいっても、根拠がなくても自信が持てるのであれば、それは持てないよりはいいでしょう。

しかし、わたしはそうした根拠のない自信は、そのぶんとても崩れやすいものだととらえています。根拠がないだけに、ちょっとしたピンチですぐにゆらいでしまうのです。

では、どうすれば本物の自信が持てるのでしょうか？　わたしは、自らの「経験の積み重ね」のなかから見出すしかないと思っています。

もちろん、誰にもできないユニークな経験をするに越したことはないですが、なにも「特別な経験」である必要はありません。

本書でお伝えしているような毎日のちょっとした習慣や、心と体を大切にして生きる経験を積み重ねることこそ、本当の自信を育んでくれるはずです。

それはとても小さな経験かもしれません。しかし、その積み重ねで得られたあなたのよい自律神経こそが、ゆるぎない本物の自信をつくってくれるのです。

076

The Words to Adjust the Autonomic Nervous System

よい性格は
よい才能を超える

60代を迎えたわたしがいま思うことは、人生で大事を成す人は、才能に恵まれた人よりも、むしろ「よい性格」を持った人だということです。

才能というのは、持って生まれた特質でもあり、これまでの人生を通じて磨いてきた経験によるので、なかなかすぐには変えられません。

しかし、性格は年を経てからもよい方向へと変えることができます。

歴史上の偉人の人生に精通した作家の司馬遼太郎もこんな言葉を残しています。

「何事かを成し遂げるのは、才能ではなく性格である」

では、性格をよい方向へ変えるにはどうしたらいいのでしょう？　それは、体と心を整えていく小さな方法を実践していくことからすべてがはじまります。

体と心が整うということは、生活習慣や生活空間が整うこと。それは、自ずとそこに生きる人の性格をもよくしていきます。

ゆっくり動き、ゆっくり話し、ゆっくり食べる。質のいい睡眠を取る。身のまわりをきれいに保つ。人を安易に信じない。人の悪口や愚痴をいわない……。どれも、あなたの自律神経を整えるコツであり、性格をよくしていく方法です。

こうしたことを毎日コツコツ続けていく人が大事を成す人であり、幸せな人生を歩む人なのだと思うのです。

077

The Words to Adjust the
Autonomic Nervous System

あなたのまわりには、感謝すべきことがたくさんある

1日を終えたとき、あなたは今日1日の出来事からどのようなことを思い出すでしょうか？もしよい出来事を思い出せるなら、それを与えてくれた人たちや機会に感謝し、素晴らしいかたちで1日を終えましょう。

そして、たとえ嫌なことを思い出したとしても、その出来事はあなたの成長のためになにかを示唆しているものです。それを学び、乗り越えていく機会を与えられたことに、できれば感謝をして終えたいものです。

もし、そんなことが難しければ、今日1日を無事に過ごせたことを、大切な家族や両親に感謝するのもいいでしょう。しっかりと動いてくれた自分の体に感謝することもできます。あなたは自分ひとりで生きているのではなく、あらゆる人やものに「生かされている」存在なのですから。

このように、わたしたちのまわりには感謝すべきことがたくさんあります。感謝とは、なにも特別な機会のための感情ではありません。ふだんのなに気ない一場面に意識を向けてみると、きっと感謝が静かに心からあふれてくるはずです。

だからこそ、寝る前に今日1日を静かに振り返り、感謝することを習慣にしてみてください。質のいい睡眠を経て、明日もまた、きっと輝かしい1日があなたを待っていることでしょう。

Chapter 3

自律神経を整えるセルフコントロールの方法

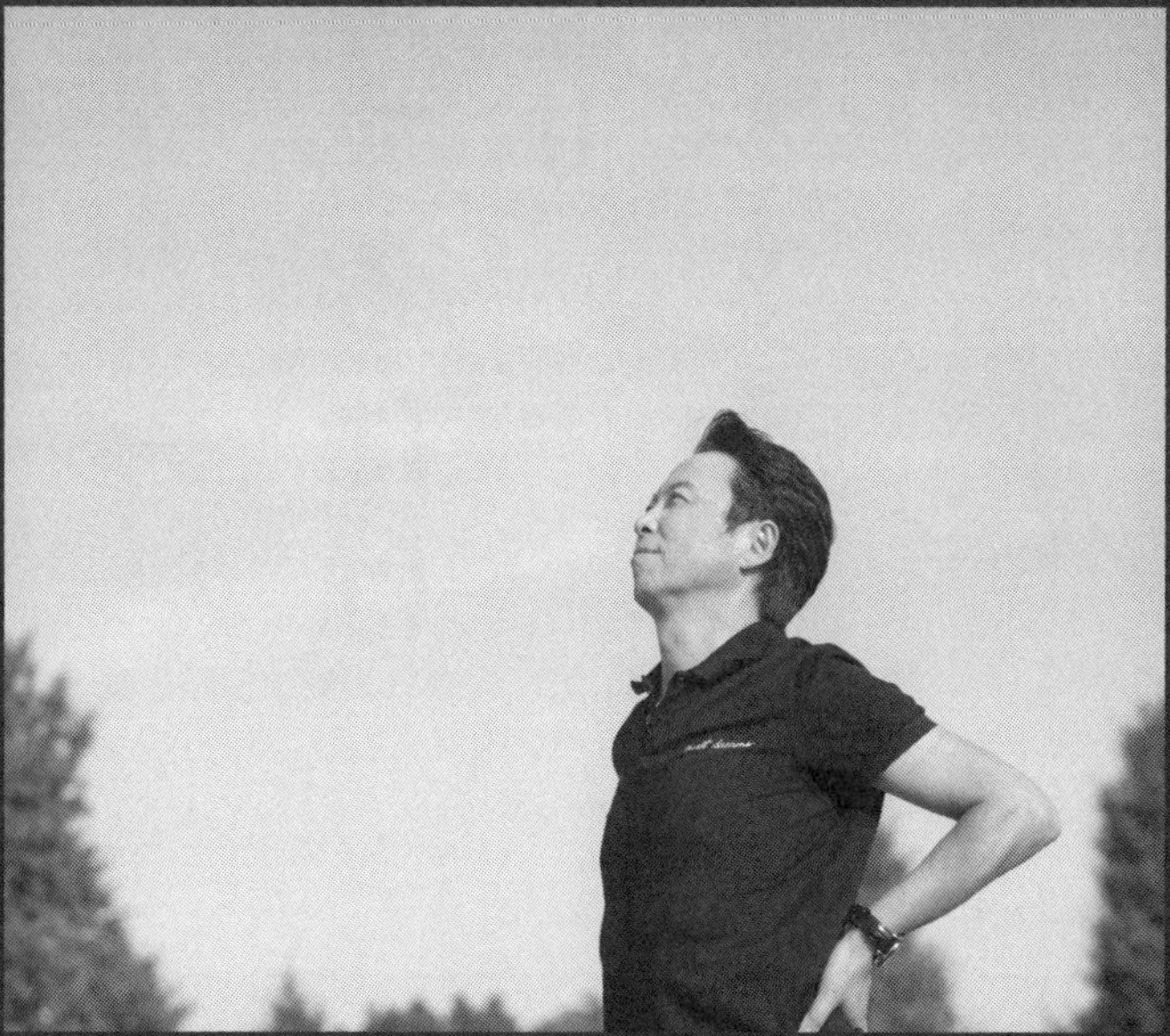

078

The Words to Adjust the
Autonomic Nervous System

能力を発揮するには、たった1ミリ意識の向きを変える

「自由に生きたい」

誰もがそう思い願いますが、実現するのはなかなか難しいものです。また、自由といっても人によってその解釈や定義は様々に異なるでしょう。

しかし、自分の持つ能力を最大限に発揮でき、かつ自分のやりたいことに打ち込むことができれば、それが自由に生きる道のひとつを開いてくれるのではないでしょうか。

「それができないから苦労しているんだ」という人もいると思います。そこでぜひ、最初に知っていただきたいことがあります。

それは、自分の能力を最大限に発揮するためには、なにも特別な才能やお金などが必要なのではなく、たった1ミリだけ意識の向きを変えることができればいいということです。

わかりやすく人生を1本の直線にたとえると、左から右へ水平に直線を引くのと、たった1度だけ角度を右上方向へ付けて直線を引くのとでは、最初は見分けが付かなくてもゆくゆくは大きな差となって表れるということです。

逆にいえば、わずか1度でも下がってしまえば、ときが経つにつれ状況がどんどん悪くなることもあり得るわけです。

つまり大切なのは、ほんの少しでもいいので、小さなよい習慣をはじめようと意識すること。そして、それを少しずつ続けていくこと。

それがあとになって、大きな差となって表れてくるのです。

079

The Words to Adjust the Autonomic Nervous System

コントロールできることを突き詰めれば、自由に生きられる

自律神経を乱すことなく、自由に生きていくうえで押さえておきたいことがあります。それは、「自分でコントロールできること」だけに集中すること。

なぜなら、人がストレスをためるときは、自分でコントロールできないことに振り回されていることがとても多いからです。

たとえば朝の通勤電車。遅刻ギリギリで飛び乗ったら運悪く遅延していて、車内はぎゅうぎゅう詰めという場合があります。これでは朝から不快なストレスにさらされて、交感神経が上がりっぱなし。

でも、電車の遅延自体はコントロールできませんから、そこで家を30分早く出るといった、自分でコントロールできることに集中するというわけです。

この方法はとくに、悩みを抱えている場合に有効です。悩みは、「解決不能」と思うから深まっていくもの。でも、その悩みを「コントロールできる要素」と「コントロールできない要素」に分けて考えてみるのです。

すると、たとえいまの状況が最悪に思えても、余計な雑音に心を乱されることなく、自分ができることだけに集中できます。結果、そうしたアプローチのほうが、着実に解決へと向かっていきます。「自分でコントロールできること」だけを突き詰めると、人生の操縦桿を自分でしっかり握っているような感覚で生きていくことができます。

これこそ、自由に生きるための前提となる姿勢であり、考え方なのです。

080

The Words to Adjust the Autonomic Nervous System

オンとオフを完全に切り替える

面白いデータがあります。２０１７年の「世界の労働時間の国別ランキング（ＯＥＣＤ統計ベース）」で、働き過ぎといわれる日本人は年間１７１０時間で22位でしたが、いかにもあくせく働かないイメージがあるイタリア人が、年間１７２３時間で20位という結果だったのです。

もちろんこうしたデータは一概に比較して論じても意味はなく、単純労働の割合や生産性など、様々な検討要素があります。ただ一般的に、あまり働かないイメージがあるイタリア人が、日本人よりも労働時間が長いのはちょっと意外な事実ではないでしょうか？

では、彼ら彼女らはなぜ働いているのにのんびりしているように見えるのでしょう？　わたしの仮説ですが、西欧人はオンとオフをくっきり分けているからではないでしょうか。

実際にわたしがアイルランドに留学したときも、どれだけ多忙な医師でもオフは完全に仕事から離れ、家族や友人たちとの時間を満喫していました。中途半端に仕事を持ち込まないからオフが充実し、結果のんびり休んでいるイメージが生まれるのかもしれません。

ちなみに、先ほどのデータで、アイルランドは年間１７３８時間で19位という結果となっています。

オンとオフを切り替えることで生産性を上げている国もあります。わかりやすいのがＧＤＰ世界4位のドイツで、労働時間は年間１３５６時間で38位でした。

オンとオフを完全に切り替えることが、より充実した働き方と心身の健康を手に入れるポイントといえるでしょう。

081

The Words to Adjust the Autonomic Nervous System

自発的に行えば、自分らしい生活を送ることができる

毎日澄み切った心の状態で過ごすには、なによりも「自発的」にものごとに取り組む姿勢が大切です。家事でも仕事でも、人にいわれてやっていてはストレスをためるばかり。たとえ小さなストレスでも、ちりも積もれば山となります。

そこで、ごはんを食べ終えたら、すぐ立ち上がってお皿をキッチンへ持っていき、その勢いでそのまま洗ってしまいましょう。最初は「食後くらいゆっくりしたいな」と抵抗を感じますが、慣れてくると逆に洗っていないお皿を放置するのが嫌になってくるはずです。

習慣化してしまえば、どんなことでも自発的に行うことができるのです。

休日の遊びですら、気をつけていないと「いわれるがまま」になることがあります。たしかに、人の誘いに乗ってみると知らない世界を体験できることもあり、よい面はたくさんあります。

でも、いつも誘われるがままではなく、自ら情報を調べて計画を立て、美術館にでも日帰り旅行にでも自発的に出かけてみましょう。本などもすすめられたものを義務のように読むのではなく、自分が読みたい本だけを読むのです。たったこれだけのことで、自分の人生をコントロールしている実感が得られるはずです。

このような小さな習慣を続けていくことが、自発的に行動するトレーニングになります。やがて毎日の生活に心地いいリズムが生まれ、自分らしい生活を送ることができるようになっていきます。

082

The Words to Adjust the Autonomic Nervous System

生活のなかから「どうでもいいこと」をなくす

わたしのまわりで、いわゆる一流と呼ばれている人たちに共通することがあります。それは、ふだんから「どうでもいいこと」をまったくしないこと。

時間を無駄にしたり、無意味な争いをしなかったりするのはもちろんですが、ここで注目したいのは、彼ら彼女らには、そもそも「どうでもいいこと」がないということです。

それはいったいどういうことでしょうか？

たとえば、彼ら彼女らは絶対に約束の時間を守ります。ふつうなら5分くらい遅れても許容範囲とみなしますが、絶対に遅れないように前もって考えて行動します。もしトラブルが起きてどうしても遅れそうなときは、たとえ5分であっても少し前に必ず連絡を入れてくるのです。つまり、彼ら彼女らは、たった5分の遅れを「どうでもいい」とは考えない人たちということです。そして、このような行動を積み重ねることで、結果的に彼ら彼女らの人生からは、遅刻してまわりに迷惑をかけるといった本当に「どうでもいいこと」がなくなっていきます。

生活のなかから「どうでもいいこと」をなくすためには、そもそもどんな小さなことでも「どうでもいい」と思わない態度が大切だというわけです。

こうした態度は、仕事においても存分に生かされます。小さなミスを起こさず、基礎的な訓練を怠らなかったり、誰もが見逃すような点に着目できたりすることで、ふつうの人とものすごい差がついていくのです。

083

The Words to Adjust the Autonomic Nervous System

好きなことにだけがまんする

自由に生きている人を見ると、「ちょっとわがままに生きているのでは？」と感じるかもしれません。でも、彼ら彼女らはまったくがまんしないで生きているわけではありません。そうではなく、「嫌なこと」をがまんしていないのです。

つまり、がまんする時間やエネルギーを自分の好きなことだけに使っているというわけです。「それはがまんといわないでしょう」と思う人は、日本的な忍耐や辛抱といった価値観にとらわれ過ぎているかもしれません。たしかに、忍耐などは無下に否定すべきものではなく、日本人の美徳をかたちづくる要素です。

しかし、なにごとも忍耐が素晴らしいとする価値観が、職場や家庭で無用なストレスをまねき、心身を疲弊させているのもまた事実です。

自由に生きている人たちは、このことをかなり意識しています。たとえば、仕事で行きたくない飲み会に誘われても、彼ら彼女らは行きません。「上司がいるから」とがまんして参加しても、自分はもとより、まわりにも楽しくない気持ちしかもたらさないと知っているのです。

もちろん組織にいれば、なんでもかんでも自由気ままには振る舞えません。しかし、大切なのは「好きなことしかがまんしない」という姿勢を少しでも見せていくことなのです。

わたしは、好きなことのためにするがまんこそが、本当の忍耐や辛抱だと思っています。そして、それを実践している人が自分の持てる力を存分に発揮でき、ますます自由に生きていくことができるのです。

084

The Words to Adjust the Autonomic Nervous System

悩みは早いうちに打て

心配事や不安なこと、気がかりなことがあると、思いどおりのパフォーマンスを発揮できない人がいます。これはそもそも自律神経の乱れが原因である場合が多いのですが、悩みにとらわれることはそのバランスをさらに悪化させていきます。

では、なぜ悩みが頭から離れなくなるのでしょうか？　それは、おそらく悩みから逃げようとしたり、身を守ろうとしたりしているからです。

悩みというものは、逃げれば逃げるほど追いかけてきます。しかも、そうしているあいだは有効な手を打っていないわけですから、ますます悩みは大きくなっていきます。

つまり、逃げるというのは心配事や悩みに対して悪手なのです。

そこで最初は勇気が必要かもしれませんが、心配事や悩みは先手必勝で攻めることが大切です。まだ勢いが弱いうちにとことん叩いて、打ち破ってしまいましょう。悩みが小さいうちに取り得る手段を繰り出し、一気に悩みをしぼませるイメージです。

たとえば上司に怒られたとしたら、一瞬落ち込んだとしても、ぐっとこらえて一切悩まないようにする。そして、すぐに謝罪メールを出す。その次は、問題となった作業のやり直しに早速取り掛かったり、あえて上司に話を聞きにいったりするのもいいでしょう。

そんな行動は大変に思えますが、自ら攻める姿勢を貫くことで、高く見えたハードルを低くすることができます。「鉄は熱いうちに打て」といいますが、悩みも早いうちに打て、なのです。

085

The Words to Adjust the Autonomic Nervous System

1日30分だけ、自分だけの「自由な時間」をつくる

「忙しく過ごしていたら、いつの間にか1日が終わってしまった」

「移動時間やスキマ時間についスマートフォンに夢中になって、気づいたらものごとが進んでいなかった」

このように毎日あくせく活動して、ふと我に返ると2、3日があっという間に過ぎ去って、昨日ランチになにを食べたかさえ思い出せない……そんなことってありませんか？

そんな人は1日30分でいいので、意識的に自分だけの「自由な時間」をつくることをおすすめします。

たとえば仕事で外出していたらカフェに入って本を読んでもいいし、家事が終わったらコーヒーでも淹れてゆっくり音楽を聴くのもいいでしょう。どれだけ忙しいと思っても、1日30分ならつくることができるはずです。

この習慣をおすすめするのは、休息によって自律神経のバランスが整うから、というだけではありません。

忙しいなかでもあえて意図的に30分を自分のために割くことで、自らの行動を振り返ることができ、なによりもそのほかの時間に、だらだらと過ごすことがなくなるからです。

そうして1日のなかに自分なりの快適なリズムをつくり出すことで、結果的に自律神経のバランスも整っていくでしょう。

086

The Words to Adjust the Autonomic Nervous System

いま自分がやるべきことに光を当て、行動を積み重ねる

あなたには、人生で「やりたいこと」がありますか？　ずっと思っているのに忙しくて取り掛かれなかったり、つい二の足を踏んでいたり。そんなことが心に引っかかっていませんか？

実は、そんななんとなくやりたいと思っていることにこそ、あなたの人生を豊かにしていく大きなきっかけやヒントが含まれています。なぜなら、それはあなたが無意識に感じていることだからです。

無意識というと少し怪しく聞こえるかもしれませんが、その働きが科学的に大きな可能性を秘めていることは、のちにもくわしくご紹介します。

ここで覚えておいてもらいたいのは、そうした「なんとなく」感じることは、日常での優先順位が低く、どうしても忘れがちだということです。そして折に触れて思い出し、なにもせずに時間だけが過ぎ去ってしまったことに愕然としてしまうのです。

あなたの無意識の力を最大限に生かすには、前提として、毎日のすべきことに向き合う必要があります。矛盾するように思われるかもしれませんが、「いま自分がやるべきこと」をはっきり認識し、そこに光を当てていく。そんな行動の積み重ねによって、ふとしたときに、「人生でこんなことをしたい」となんとなく感じられるようになっていくのです。

努力や鍛錬を積み重ねずに、ある日突然、無意識の力を借りるなどというのは無理な話です。やりたいことを実現するためには、まず日々コツコツと鍛錬していくことが必要なのです。

087

The Words to Adjust the Autonomic Nervous System

時間をコントロールすることは、時間を無駄にしないこと

わたしは、時間は「人生の貨幣」だと考えています。わたしのまわりでも、ハードなスケジュールをこなして生きている人ほど、そのことを心の底から理解しているようです。

そんな人は、一見ゆったり振る舞っているように見えます。不思議なことに、スケジュールに追われてあくせくしていないのです。なぜなのでしょうか?

答えは、とてもシンプルです。時間をうまくコントロールしている人は、実は時間を一切無駄にしていないだけなのです。もちろん彼ら彼女らも優先順位を考え、スケジュール管理は行います。しかし、それ以上の時間管理のノウハウにとらわれません。

それよりも、徹底的に時間を無駄にしないように行動しているのです。

たとえば5分時間が空いたら、彼ら彼女らは本を開き、身のまわりを片づけます。ぼんやりすることもありますが、休もうと意識して行います。つまり、だらだらと無為に過ごすことがないのです。

そして、わたしがいいたいのは、これは誰にでもできるということ。いきなりすべてを変えることはできませんが、時間についてマイルールを決め、ひとつだけ実行することは誰にだってできるはずです。

毎朝必ず10分間ウォーキングをする、電車に乗ったらスマートフォンを見るのではなく本を読む……。どんなことでもいいので、とにかく時間の無駄使いをしないと決めましょう。たったそれだけで、実行するうちに時間のコントロールがどんどんうまくなっていくはずです。

088

The Words to Adjust the
Autonomic Nervous System

休日最終日の夜に、少しだけ翌週の準備をする

休日にゆっくり休むことは、1週間でたまった疲れを癒やし、翌週へのエネルギーを蓄えるうえでとても重要な時間となります。

もちろんただ休むだけでなく、運動をしたり、日帰り旅行へ出かけたり、静かに読書を楽しんだりと、自分が好きなことを中心に充実した活動をすることが大切です。

ただ、あまりにも気持ちのいい週末を過ごすと、人によっては週明けからの仕事を憂鬱に感じるかもしれません。逆に、頭のなかに仕事の懸案が残ったままでも、休日そのものを心から楽しむことは難しいでしょう。

実は、かつてのわたしもそうでした。そこでわたしは、あるとき休日の過ごし方を見つめ直したのです。

その方法は、休日最後の夜に翌週の予定をチェックすること。けっして大袈裟な準備ではなく、あくまで予定や優先順位をざっと把握し、先に1週間を頭に描いておく程度のイメージです。

そして、それが終われば明日の服装や持ちものを準備し、軽くストレッチなどをして早めに寝るようにします。たったこれだけの習慣で、休日にゆるやかに落ち着いていた交感神経の働きが程よくもとに戻って、自律神経のバランスが整っていきます。

結果、1週間の最初の朝につまずくことなく、気持ちよくその週をはじめることができるようになりました。

089

The Words to Adjust the Autonomic Nervous System

朝の服選びに時間をかけない

わたしは仕事用のスーツは黒で、ワイシャツは白と決めています。理由は単純で、朝から服に迷ってイライラしたくないからです。この組み合わせなら、ネクタイの色を変えるだけで簡単にその日の予定に合わせたコーディネートをつくることができます。

とくに天候や気温は日によって変動が激しいときもあるため、毎朝あれこれ迷っていては、せっかくの1日のスタートが台なし……。

そこで前日に天気予報を必ずチェックし、予定を考えてネクタイまで合わせて準備してから寝るようにしているわけです。

朝の服選びはわかりやすい例ですが、わたしは日常の様々なものごとを、「考える必要があること」と「考えなくてもできること」に明確に分けています。

朝の服選びは当然、後者です。考えなくてもできることは前もって自分なりのルールを決めておき、極力考える必要があることに集中しようとしているのです。

ちなみに、141ページでも述べたように、天気をチェックするなら降水確率なども参照し、「30%以上なら折りたたみ傘を持っていく」といった自分なりのルールを決めておくと、毎日の生活がとても楽になっていきます。

ぜひ生活のなかに、行動を自動化できるマイルールを取り入れてみてください。

090

The Words to Adjust the Autonomic Nervous System

昼食後の集中力が下がる2時間は、「捨ててもいい」

昼食後にどうしても眠くなるという人は多いと思いますが、これは消化にエネルギーを使う以上、どうしようもないことです。また副交感神経も優位になるため、頭も体もなんとなくぼーっとしがちです。

こんなときは、もう昼食後の2時間は「捨ててもいい」と割り切って、いわゆる単純作業などに充ててしまいましょう。

先にも述べましたが、わたしはこの時間をメール返信や資料作成などに充てています。朝にきたメールにすぐ返信しなくてもこの時間ならまだ間に合うし、そんな作業も終えたときは身のまわりの片づけをするのもいいでしょう。

大切なのは、この時間にたいしたことができなかったからといって無用にイライラしたり、落ち込んだりしないことです。

取引先との打ち合わせを入れるのもいいかもしれません。「打ち合わせの集中力が落ちるのでは？」と思われますが、だからこそ外出の用事を入れるのです。あえて移動を組み込むことで交感神経が高まり、時間帯を考えればまずまずの集中力を得ることができるはずです。

基本的には、昼食後の2時間は「捨ててもいい」と考えて、体のリズムに従って動きましょう。

その後、15時あたりから次第に交感神経が上がってきますので、そのときの準備に充てておくとより生産性が高まって、気持ちよく1日を終えることができるはずです。

091

The Words to Adjust the
Autonomic Nervous System

雨の日は、やるべきことの時間を短くして集中する

人の集中力は、継続時間はもとより時間帯によっても変化するため、自律神経のリズムに沿って行動を組み立てることが大切です。

また、自律神経は天候によっても左右されるため、わたしはその日の天候に応じて行動パターンを少しだけ変えることをおすすめしています。

湿気が高かったり雨が降っていたりする日は、どうしても気分が少し下がり気味になります。これは気持ちによる面もありますが、実際に低気圧が近づくと、空気中の酸素濃度が下がって副交感神経が優位になっていくからです。

つまり体が休息モードに入るわけで、そんなときに無理に長時間集中しようと思っても体自体がそれに反しているため、結果的に生産性を上げることは期待できないでしょう。

そこで雨が降ったときなどは、勉強やトレーニングなど集中を必要とする時間を短めに設定して取り組んでみましょう。

わたしは、かつてプロ野球チームに練習方法などのアドバイスをしていましたが、雨が降ったときはいつもよりトレーニングの時間を少なくすることを提案していました。そうしたほうが、練習時間そのものは短くなっても結果的に集中力を有効に使うことができるからです。

天候が悪いときに気分が乗らないのはあたりまえ。そんな自分を否定することなく、いつもより短い時間を集中して乗り切っていくのがよい方法になります。

092

The Words to Adjust the
Autonomic Nervous System

ストレスに対する
行動を決めておくと、
時間を奪われない

どれだけ時間を効率的に活用していても、あなたの時間を大量に奪い去ってしまう存在があります。それが、ストレスです。

たとえば上司に怒られたとき、それからしばらく仕事が手につかなくなったり、くよくよと悩んでしまったりしたことはありませんか？　そんなときは頭のなかが不安や恐怖でいっぱいになって、時間の感覚がいとも簡単に抜け落ちてしまいます。

結果、あとで振り返ると、驚くほどの時間を無駄にしていたことに気づくわけです。これでは、どれだけ時間を大切にしようと行動していても意味がありません。

そこでなんらかのストレスを受けたときは、それに対する行動を先に決めておくことが効果的な対処法となります。

たとえば水を飲む、外に出る、ひとりになるなど、なにも考えずに自動的に動けるようにあらかじめ行動を決めておくのです。

ポイントは、受けたストレスにすぐ向き合おうとしたり、反省したりしないこと。考えることはあとからいくらでもできるので、まずあなたの体をストレスから引き離すことが大切になります。

ストレスに飲み込まれずに自律神経のバランスをうまく取り戻せたら、より冷静にストレスの原因と向き合うことができるでしょう。そうすることで、あなたの人生の時間が無駄に奪われなくなります。

093

The Words to Adjust the Autonomic Nervous System

なにを食べるかだけでなく、大切なのは「いつ食べるか」

食事の際に脂肪分や塩分などを控えたり、野菜を摂ったりしてバランスのいい食事を心がけている人は多いと思います。

ただ、「なにを食べるか」を気にする人は多いですが、見落としがちなのが、「いつ食べるか」ということ。

食べたものが胃で消化されるには、食物の成分によっても異なりますが、およそ3時間かかります。

場合によっては5時間ほどかかることもあり、たとえば寝る30分前になにかを食べると、胃での消化と腸での吸収がうまくいかず翌朝の不快感につながります。

よくお酒を飲んだあと、寝る前にラーメンやお茶漬けを食べる人がいますが、消化活動はもちろん、自律神経の働きにとってもよくないのはいうまでもありません。

食べものを噛んだり飲み込んだりすることは交感神経の働きを高めるため、副交感神経が高まる時間帯に行うと自律神経のバランスが崩れてしまいます。

そこで、最低でも眠りにつく3時間前までには食事を済ませることを心がけましょう。24時に寝る人なら、21時以降は食べることを避けるべきです。

どうしてもお腹がすいたときは、消化に5分程度しかかからない液体を飲んでください。ホットミルクなど、快眠につながる成分であるトリプトファン（必須アミノ酸の一種）が含まれたものを飲んでリラックスしてはいかがでしょうか。

094

The Words to Adjust the Autonomic Nervous System

余計なことをしないためには、「余計なこと」をいわない

まわりの人を見ていると、時間をうまく使えない人というのは、「自分から余計なことをいっているのではないかな？」と感じることがあります。

たとえば、上司の趣味が話題にのぼったら、すぐに「いいですね！」「それは面白そうですね」と食いついてしまう人。上司に好かれたい気持ちはわからないでもないですが、そうした人は結局「なら、君も一緒にやろう」と誘われて、断れないままずるずるとやりたくないことを続けるハメに陥りがちです。

いったんそうなると、今度は断った場合にかえって印象を下げてしまうので、最初から反応しないほうがよほどマシなのです。

会議でも友人同士の会話でも、余計なことをいったがために余計なことをするハメになり、結局まわりに愚痴ばかりもらしている人はたくさんいます。

つまり、余計なことをいわず、人の話題にいちいち反応しなければいいのです。

愛想を悪くしろといっているのではありません。話を振られたら笑顔で応対しながらも、自分から口火を切らないことが大切なのです。

あなたの時間は、あなたの人生そのものです。

大切な自分の人生を守るためにも、余計なことをいって他人に時間を奪われることは絶対避けるべきなのです。

095

The Words to Adjust the
Autonomic Nervous System

「流せる人」になると、健康も人生もうまくいく

わたしは常々、悩みや問題とはしっかり正面から向き合い、自発的に解決していくべきとお伝えしてきました。もちろんその考えは変わりませんが、大きな悩みや問題の場合は、それをうまく「流せる」ことも必要かもしれないと考えるようになりました。

わたしは数年前、たまたま検査したときに食道・胃・十二指腸の上部消化管という場所に腫瘍が見つかり、肝を冷やしたことがあります。幸いにも良性の腫瘍でしたが、これが悪性だったらと思うと、早期発見とはいえショックは大きかっただろうと思います。

そのとき、わたしは悪性のがん宣告を受けた患者さんの気持ちをありありと想像することができました。そして、これを真正面から受け止めてしまうと、人によってはショックが大き過ぎて余計に症状が悪化しかねないなと感じたのです。

繰り返しますが、だからといって見ないふりをしようといっているのではありません。むしろ、ショッキングな事実をしっかり受け止めるために、あえて流せることも必要ということなのです。

たとえば悪性の腫瘍が見つかったという「過ぎ去ったこと」はさっさと流して、いまできることに専念することがもっとも大切なことでしょう。

「流せる人」になると、人生がうまくいくのはもちろんのこと、実際にストレスが減ることで、文字どおり血液もサラサラと体内を流れるようになります。健康も人生もうまくいく状態に近づけるのです。

096

The Words to Adjust the Autonomic Nervous System

ため息は体の自浄作用

なにかに集中しているときや、悩みや心配事にとらわれているとき、わたしたちはしっかりと呼吸することをつい忘れがちになります。

すると、呼吸はどんどん浅くなっていき、血流が滞って体のすみずみまで酸素が行き渡らなくなります。

そして交感神経が無用に高まることで、自律神経の乱れにつながる悪循環へと入っていきます。そうして、ますます心配事を抱えやすい状態になってしまうわけです。

でも、ここでため息をつくと深い呼吸を取り戻すことができ、副交感神経の働きが高まっていきます。ストレスがたまったときに自然とため息が出るのは、体からのサインであり本能的な自浄作用なのです。

一般的にため息をつくことはネガティブにとらえられることも多いですが、こうした体の仕組みを知ると、必要だからこそため息が出るのだとわかります。ため息をつくことは、体にとってとてもよいことなのです。

問題は、せっかくため息をついて新鮮な空気をたっぷり体に入れているのに、続けざまにネガティブな思考や愚痴を重ねてしまうこと。そうすると結局、ため息の効果もすぐになくなってしまいます。だからこそ、思い切りため息をついたあとは、新たな気持ちで次の行動に向かっていくように心がけてみてください。

体にはもうその準備ができているのだから。

097

The Words to Adjust the Autonomic Nervous System

さっさとあきらめる

毎日忙しく活動していると、ときに思わぬトラブルに見舞われるもの。でも、これをはじめから「起こるもの」として行動していれば、余計なストレスをためずに、その都度、最適な行動を取ることができます。

たとえば、一方の仕事にトラブルが起きたことで、もう一方の仕事に支障が出そうなとき。そんなときはどうしても気持ちが焦ってしまい、「とにかくなんとかしよう」とがんばってしまうのが一般的な反応だと思います。

ただその結果、ふたつとも中途半端な取り組み方になって、余計に状況を悪くしてしまうことはよく起こります。

そこでわたしは、そんな場合はトラブルが起きた仕事だけに集中し、もう一方の仕事は謝って少し延ばしてもらうといったお願いをすることにしています。

要は、「さっさとあきらめる」わけで、トラブルが起きたときほどひとつのことに全力を集中し、ひとつずつ着実に片づけていくことが大切なのです。

最終的にしっかりと仕事を片づけると、多少遅れたことも挽回できるし、大切な信頼も失いません。そして、元気な体で次の仕事に臨むことができます。

この「さっさとあきらめる」という考え方は、急激なストレスから自分の身を守る方法でもあるのです。

098

The Words to Adjust the
Autonomic Nervous System

心身のパフォーマンスを上げるには、やる気よりも平常心

「大切なときに限って緊張してしまい、思いどおりの結果を出すことができない……」

そんなふうに悩むことはありませんか？　適度な緊張や興奮はものごとに取り組む際の集中力を高めてくれますが、過剰に緊張してしまうと交感神経の働きが異常に高まって血流が悪くなり、脳の判断力も低下してせっかく蓄えた力をうまく発揮できなくなります。

また、勝負事の際に自分で決めた幸運のカラーや勝負服などにこだわる人もいます。そうしたものを身に着けることでやる気は高まるかもしれませんが、かえって緊張を高めたり気持ちがそちらに奪われたりして、集中力を最大限に発揮できない場合もあります。

実は、そうしたルーティンにとらわれ過ぎてミスをするパターンは、プロのスポーツ選手たちにもよく見られるのです。

そこで、勝負などのタイミングでは、むしろ「やる気を上げよう！」と意識しないことが大切。いつもの色や持ちもののこだわりを捨ててみたり、気分が上がる音楽よりもヒーリングミュージックを聴き流してみたりして、ふだんの自分のままでものごとに向かうことがパフォーマンスを発揮するためにはより大切です。

「やる気」よりも「平常心」。自然体で向かえば、たとえ緊張はしても、緊張し過ぎるようなことは防ぐことができるでしょう。

099

The Words to Adjust the Autonomic Nervous System

怒りは万病のもと。怒りやすい性格が病気を引き起こす

「笑っていたらがんが治った」という話を耳にしたことがあると思います。これはもちろん笑ったらがんが必ず治るということではありません。

しかし、笑ったり楽しんだり、ポジティブな考え方を持ったりすることには、ストレスを遠ざけて病気を予防する力があるようです。

逆に、「怒りやすい性格」が病気を引き起こすことは、医療に従事する人ならみんな経験的に知っています。怒りと病気との関連性はあきらかになっていない面も多いのですが、怒りがストレスに結びつきやすいことを思えば、自律神経のバランスが乱れることで病気を引き起こす可能性は十分高まるといえるでしょう。

体の調子がよくないのに、診察を受けてもなにも異常が見つからないとき、医師はよくストレスについて言及すると思います。なぜなら、患者さんに「あなたは怒りっぽい性格だから」なんていえませんからね。

怒りはみなさんが思う以上に、体にとって脅威となっている可能性があります。今後の研究でさらに怒りと病気との関連性は解明されると思いますが、まずは怒るたびに「自分で自分を傷つけている」くらいに思っておいたほうがいいと思います。

できる限り心穏やかに毎日を過ごすことが、健康にとってはやはりいちばんいいのです。

100

The Words to Adjust the Autonomic Nervous System

イライラしていると、免疫システムが異常になる

先に「怒りは万病のもと」と書きました。よく風邪やインフルエンザなどにかかる人は、疲れていたり忙し過ぎたりするからだと思われがちです。

もちろん、そうした面はあるのですが、実際は疲れているから怒りっぽくなり、忙し過ぎるためにイライラしていることが十分に考えられます。

怒ってイライラすると自律神経のバランスが激しく乱れますが、これにより体内の免疫システムが正常に働きにくくなります。免疫のなかでもっとも働いているのは白血球ですが、自律神経はまさにこの白血球をコントロールしているからです。

イライラすることで交感神経が高まると、まず白血球に含まれる「顆粒球」が増えていきます。この顆粒球、ふだんは細菌などを排除してくれるのですが、増え過ぎると体内にある必要な常在菌まで攻撃し、病気に対する抵抗力を弱めてしまうのです。

加えて、顆粒球は死ぬときに大量の活性酸素を出し、体にダメージを与えることも見逃せません。

ほかにも白血球に含まれる「リンパ球」が減ってしまいます。このリンパ球こそ、がん化した細胞を攻撃する役目を担っているのです。

このように、イライラすることで風邪をひくくらいならいいですが、重大な病気につながる可能性が高まるので、やはり怒らないことはとても大切な病気の予防法といえるのです。

101

The Words to Adjust the Autonomic Nervous System

抑えられない怒りは、いったん「引き出し」に収める

ときに何度も、何度も心によみがえってくるような、なかなか抑えられない怒りを感じることもあると思います。でも、そのたびに怒っていたら体の不調がずっと続くことになり、怒りにとらわれてしまってよいことはひとつもありません。

そこでわたしがおすすめする方法は、しつこい怒りは心の「引き出し」に収めること。これは怒りと闘うのではなく、解決さえもせず、ただ保留するということです。

怒りを心の引き出しにしまう様子を想像してもいいですし、一度紙に書き出してみて、実際に引き出しにしまっても構いません。とにかくいったん怒りを保留して、ほったらかしにするのです。

そうして怒りを手放すことで、まずあなたの大切な体をストレスから守ることができます。また、いったん怒りから身を放すと、しばらく経つと解消しやすくなっていたり、場合によってはあれほどたまっていた怒りがどうでもよくなったりします。

さらにいいのは、その怒りを保留することで、逆にポジティブなエネルギーに変えて利用することができることです。

いずれにせよ、怒りにまかせて感情を爆発させていては、それこそ怒りの思うツボ。どうしても抑えられない怒りは、無理に解消するのではなく、いったん心の引き出しにしまってみると、よりよく人生をコントロールすることができるでしょう。

102

The Words to Adjust the Autonomic Nervous System

怒りや嫉妬、うしろめたさを感じるときは、行動しない

たとえ激しい怒りを感じていなくても、わたしはあるものごとに嫉妬やうしろめたさを感じる気持ちが少しでもあれば、具体的な行動に移さないことに決めています。

なぜなら、そんな気持ちがあるときに行動しても、集中力が自分のほうに向いていないのでよいパフォーマンスはできないし、かえってトラブルを引き起こすことになりかねないからです。

そこで、わたしは自分が正しいと確信できたときだけ行動するように心がけています。

自分の気持ちが納得していると、より集中してものごとに取り組むことができ、たとえ失敗しても後悔することなく次の学びにつなげられます。

怒りや嫉妬やうしろめたさを感じているときは、つい人のせいにしたり、人を恨んだりすることにつながりかねません。

組織やチームで働いていると、自分の気持ちを完全に納得させて行動することができないこともあると思います。

ただ、行動を控えるべきパターンを知っているだけでも、自分の心の動きを客観視できて、より注意してものごとに取り組むことができるでしょう。

103

The Words to Adjust the Autonomic Nervous System

怒りはあなたのせいではなく、自律神経が乱れただけ

怒りを感じたとき、その怒りを保留したり行動を起こさないようにしたりするのも難しい場合は、いったいどうすればいいのでしょう？

そんなときは、いま感じている怒りは単なる自律神経の乱れのせいだとして、もうあきらめてしまうことです。

実際のところ、その苦しさは交感神経が極度に高まって自律神経のバランスが乱れたために引き起こされています。なにも、あなたのがまんが足りないことや、気持ちの弱さなどが原因ではありません。

自分を責めて苦しさをがまんしていると、ますます自律神経が乱れて怒りがぶり返してしまいます。そんなときは怒りをあきらめて、楽しいことだけを考えるようにしましょう。

無理に楽しいことを考えるのではなく、気の合う人とおしゃべりするだけでいいのです。もちろん、そこで愚痴や他人の悪口をいってしまうと意味がないのでご注意を。

そのように、自分が感じた怒りと闘うことなく、なるべく楽しいことだけをして過ごしていると、やがて副交感神経が高まってきて、怒りを上手に手放していくことができるはずです。

104

The Words to Adjust the Autonomic Nervous System

人間の気持ちや感情は、ひとりでにわいてこない

人間のネガティブな気持ちや感情は、その原因となる出来事に触れたことで、ひとりでにわいてくるものだと一般的には思われているようです。また、実感としてもそのように感じる人は多いのではないでしょうか。

でも実際はそうではなく、多くの場合は自律神経の乱れによって生じています。気分が落ち込みネガティブになるのは、実は睡眠不足などの生活習慣の乱れや、頭痛や生理不順のために生じていることがとても多いのです。

つまり、気持ちよりも体の状態がよくないわけですね。

また、よく緊張しがちな人がいますが、これも「失敗したらどうしよう」「ダメな人と思われたら嫌だ」と余計な想像をすることで引き起こされる場合がほとんどです。それによって動悸が激しくなったり赤面したりするので、ますますそんな自分に焦ってしまい、自律神経がどんどん乱れていくループにはまってしまうのです。

ただ、無駄な想像をしないようにと心がけても、それもなかなかうまくいかないもの。そんなときはむしろ自律神経に働きかけて、副交感神経を高める行動を取ることで状況を改善することができるでしょう。

たとえば頭のなかを巡る想像をなるべく手放しながら、ゆっくりと呼吸をする。あるいは手の力を抜いたり、状況が許せば散歩をしたりする。

そんな実際の行動で、気持ちや感情を手なずけることができるようになります。

105

The Words to Adjust the
Autonomic Nervous System

言葉がストレスをやわらげて、あなたの体を守ってくれる

ポジティブな言葉を本で読んだり、つぶやいたりしていると気分がよくなるものですが、健康にもとてもよい効果をもたらしています。

日常のなかの「ありがとう」というささやかな感謝の言葉や、本を読んでちょっとしたポジティブな言葉に触れるだけでも、脳内ホルモンと呼ばれる神経伝達物質のドーパミンが分泌され、副交感神経を活性化させてくれるのです。

結果、血流がよくなって体の調子が整ってきます。

逆に、愚痴や悪口などのネガティブな言葉をつぶやいたり聞いたりしていると、アドレナリンが分泌されて体は緊張状態に。これは体がストレスを受けているためで、当然交感神経の働きが高まり、血管が収縮して血圧が上昇していきます。

つまり、ネガティブな言葉に囲まれていると、長期にわたる場合は心身に異常をきたし、動脈硬化や心筋梗塞の発症にもつながりかねないのです。

最近ようやく受動喫煙の害が広く指摘されるようになりましたが、言葉も同じで、実は愚痴や悪口を周囲から浴びているだけでも、健康にとってかなり害があります。

ネガティブな言葉を発する人からはなるべく離れて、自分の身は自分で守るように心がけましょう。

106

The Words to Adjust the
Autonomic Nervous System

豊かな思い出パワーで、自律神経のバランスを整える

あなたには、忘れられない思い出がありますか？　そして、そのときに見た景色や交わし合った言葉などを覚えていますか？

もしそんな記憶があるなら、ぜひ折に触れて思い出してみてください。それだけで副交感神経の働きが上がって自律神経のバランスを整えることができます。

かくいうわたしも、留学時代に撮ったトリニティ大学前の芝生の写真をオフィスに飾ってときどき眺めているのですが、それだけであの若くてがんばっていた日々を思い出すことができ、自然と元気とやる気が出てきます。

当時はとても大変な日々でしたが、いま思い返すと「あれだけがんばれたのだからこれからも大丈夫だ」と思えるのです。

そんな思い出は人それぞれですが、若いころに好きだった音楽を聴くのも効果的です。なぜなら聴くだけで、自律神経が整っていた若いころに一瞬のうちに戻ることができるからです。

思い出せるよい過去があるということは、年を重ねてきた者だけに与えられた特権なのだと思います。

老いていく自分を嘆くのではなく、「自分はどんどん豊かになっているのだ」と感じて生きていくことが、結果的に自律神経を整え、健康へとつながっていくのです。

107

The Words to Adjust the Autonomic Nervous System

積極的に仮眠を取る

日中に眠気を感じたとき、わたしは積極的に仮眠を取っています。

とくに昼食後しばらく経ったときに眠く感じる人は多いと思いますが、眠気をがまんしながら仕事をしても効率は上がりません。睡眠不足が集中力の低下やイライラを引き起こすことは、ハーバード大学医学大学院の研究によってもあきらかになっていますし、体感として感じている人もいるはずです。

ただし、日中に寝過ぎると余計に頭がぼーっとしたり、夜に寝づらくなったりすることにもつながるので、仮眠時間の理想は30分以内です。

30分以内に入眠してすっきり目覚めるためには、ある成分を取り入れると効果的です。それはトリプトファンとカフェイン。ミルクなどに含まれる必須アミノ酸の一種であるトリプトファンが入眠に効果的なことがわかっており、いわずもがなカフェインは覚醒に役立ちます。

そこで、日中の仮眠の際にはカフェオレやミルクティーを飲んでから眠ると、スムーズに眠りに入りやすく、すっきり目覚めることができます。

わたしはこの方法を、出張で新幹線に乗るときなどによく行っています。気持ちよく仮眠を取れると、そのあとで驚くほど集中力が増すので、移動中の時間を最大限に生かして仕事を片づけることができるのです。

108

The Words to Adjust the
Autonomic Nervous System

朝起きて
夜寝る

みなさんは、「朝起きて、夜寝る」ことがしっかりできていますか？

なにをあたりまえのことを、と思われるかもしれませんが、意外と夜遅くまで仕事をしたり、つき合いでお酒を飲んだりする生活によって毎日の睡眠リズムが乱れている人がとても多いのです。

わたしたちの体の日内変動は自律神経が司っていますが、睡眠リズムはその典型的かつ基本的なものです。

つまり、「朝起きて、夜寝る」ことができていない人は自律神経の働きがかなり乱れており、そのほかの心身に関わるあらゆる重要な働きもコントロールできていない可能性があります。

うつ病患者によく見られる行動のひとつが、朝に起きることができないというものです。そのまま昼過ぎまで布団にもぐり込んでゴロゴロして、午後から夕方にかけてようやく動きはじめるというパターンがよく見られます。

朝起きて、夜寝るなんて当然のことのように思えますが、それが乱れている人はかなり要注意だと思ってください。

すぐにでも、生活リズムを改善していく必要がある重大な症状のひとつなのです。

109

休息は「働く前」に。週に1日、2時間早く起きる

休息といえば、疲れたあとに取る人がほとんどではないでしょうか？　たしかに、本当に疲れたときはしっかり休息を取ることは大切です。

しかし、1日中パソコンなどを使って働いたあとに、帰宅してだらだらテレビやスマートフォンを見ていても、目に刺激を与えたり、神経を高ぶらせたりしてけっして質の高い休息にはなりません。

そこで、気持ちいい休息を取るために、わたしが実践しているのが、週に1日、2時間早く起きて働く前に休息する方法です。

わたしの場合は4時に起きることになりますが、これが本当に気持ちのいい時間なのです。早朝なので家のまわりは静まっていて、そんな静寂のなかで丁寧にコーヒーを淹れて飲むこともできます。要するに、自分だけのリラックスタイムを存分に味わうことができるわけです。

わたしはこの時間でその日の計画はもちろんのこと、少し長期的な目線で旅行の計画を立てたり、今後の生活スタイルについてゆっくり考えたりしています。

時間に追われないため、とても満ち足りた気持ちで休息することができ、そうしてはじまった1日は、パフォーマンスが高まりやすいのはいうまでもありません。

さらに、その日は夜も寝やすくなり、睡眠リズムを整えることもできて一石二鳥。みなさんも、ぜひ一度試してみてください。

110

The Words to Adjust the
Autonomic Nervous System

寝る前にスマートフォンやメールを見ても、生産性は上がらない

先に、「寝る前の3時間」の行動（123ページ参照）として、1日を終えて帰宅したあとにテレビやスマートフォンを見ていても質の高い休息は取れないと述べました。

自律神経は日中の明るい時間帯に交感神経系が、夕方から夜にかけての暗い時間帯には副交感神経系が優位になりますが、夜にスマートフォンやパソコンのディスプレイの光を浴びることで、自律神経のバランスがかなり乱れてしまうからです。

質のいい睡眠を取るためには、寝る3時間前からはこのような明かりを極力見ないようにすることが大切です。

具体的には、24時に寝る人なら、21時にはスマートフォンをシャットアウトすることになります。これは慣れないうちは機内モードにして強制的に遮断するなど、よほど意識して管理しなければなりません。

寝る前にスマートフォンやパソコンを見るべきではないもうひとつの理由は、「余計な情報」を知ってしまうからです。気分が悪くなるニュースや他人のことが気になり、SNSを見ることで交感神経も高ぶり、眠りにくくなってしまうなどほとんどいいことがありません。

たとえ仕事のメールでも、夜遅くでは具体的な行動には移せないので、その意味ではまったく実効性がなくおすすめできません。

むしろ、スマートフォンをシャットアウトしてたっぷり睡眠を取ったあと、翌朝クリアになった頭で取り組むほうがよほど賢い行動になり、生産性も上がっていくでしょう。

111

The Words to Adjust the
Autonomic Nervous System

座っていても
疲れは取れない。
「立つ」ことこそが休息

みなさんは電車に乗ったときに、すぐに座る席を探そうとしていませんか？　へとへとに疲れているときは座ったほうがいいとは思いますが、ふつうの状態ならむしろ座らないほうが、姿勢がよくなって深い呼吸をすることができ、足腰を鍛えることもできて一石二鳥です。

また、見落としがちですが、電車で座らないことは、「席を探そうとする」ことがなくなることでもあります。

本書では「健康の大敵はストレス」だと繰り返しお伝えしていますが、電車のなかの席取りほど、自ら無用なストレスをまねくものはありません。座ろうとしていた席に横入りなどをされた日には、激しい怒りを感じて交感神経が急激に上がってしまいます。

でも客観的に見れば、こんなひとり相撲を取っていては豊かな毎日を過ごせるわけがありませんよね？

そこで、よほどのことがない限り、「電車はそもそも立って乗るもの」と、前提そのものを変えてみてはいかがでしょうか。

車内を見渡してもわかるように、どうせ座れたとしても、次は悪い姿勢でスマートフォンを見ることになりがちです。ストレスやトラブルを避けることもできるので、ぜひ明日から電車内で立つことをはじめてみてください。

112

The Words to Adjust the Autonomic Nervous System

おっくうなのは、副交感神経の働きが低下しているから

この度はご購読ありがとうございます。アンケートにご協力ください。

本のタイトル

●ご購入のきっかけは何ですか?(○をお付けください。複数回答可)

1 タイトル　2 著者　3 内容・テーマ　4 帯のコピー
5 デザイン　6 人の勧め　7 インターネット
8 新聞・雑誌の広告（紙・誌名　　　　）
9 新聞・雑誌の書評や記事（紙・誌名　　　　）
10 その他(　　　　)

●本書を購入した書店をお教えください。

書店名／　　　　（所在地　　　　）

●本書のご感想やご意見をお聞かせください。

●最近面白かった本、あるいは座右の一冊があればお教えください。

●今後お読みになりたいテーマや著者など、自由にお書きください。

どうもありがとうございました。

郵便はがき

おそれいりますが
63円切手を
お貼りください。

1028641

東京都千代田区平河町2-16-1
平河町森タワー13階

プレジデント社

書籍編集部 行

フリガナ		生年（西暦）　年	
氏名		男・女	歳
住所	〒 TEL　（　）		
メールアドレス			
職業または学校名			

ご記入いただいた個人情報につきましては、アンケート集計、事務連絡や弊社サービスに関するお知らせに利用させていただきます。法令に基づく場合を除き、ご本人の同意を得ることなく他に利用または提供することはありません。個人情報の開示・訂正・削除等についてはお客様相談窓口までお問い合わせください。以上にご同意の上、ご送付ください。
＜お客様相談窓口＞経営企画本部 TEL03-3237-3731
株式会社プレジデント社　個人情報保護管理者　経営企画本部長

年を取ると、新しいことに挑戦することや新しいものに出会うこと、また生活環境を変えることなどがおっくうになるものです。でも、それはけっしてやる気が落ちたからではありません。

単に自律神経のバランスが乱れはじめることで、交感神経が優位になって血流が悪くなり、筋肉に血液が行き渡らなくなっているのです。

そのため、体が疲れやすくなり、脳の血流も悪くなることで判断力や決断力が鈍ってしまうというわけです。

もちろん、若いころでも自律神経が乱れることはあったはずですが、同時に副交感神経の働きも強かったため、一時的に交感神経が高まってもすぐ理想のバランスに戻すことができました。

しかし、副交感神経は男性が30歳、女性は40歳を境に急激にその働きが弱まっていくため、どうしても自律神経のバランスが乱れがちになり、そこから回復させるのも大変になっていきます。

休む習慣を持つことは健康のためになりますが、けっしてそれだけにとどまりません。

なにより新しいことに挑戦したり、環境を変えたりするといった、これからの「人生の質」を高めるきっかけにも密接につながっているのです。

113

The Words to Adjust the Autonomic Nervous System

対症療法では病気は治せない

自律神経のバランスを整えること、なかでも多忙な現代人は副交感神経の働きを高めることが、健康への大切な足がかりになるとお伝えしてきました。

質のいい血液を全身に行き渡らせることが病気を予防するため、自律神経のバランスを整えることがなにより重要なアプローチになるというわけです。

現在は、病気になるとほとんどの治療方法は投薬と生活習慣改善の組み合わせとなります。

しかし、投薬はいわば対症療法。たとえば腎臓が悪いからといって投薬によって腎臓を保護しても、腎臓に入ってくる血液の質が悪ければ、どれだけ投薬しても効果はあまり期待できません。

また、血液は心臓や肝臓などの臓器をはじめ全身を巡りますから、血液の質が悪くなると、次々と体に不調を引き起こすスパイラルに入ってしまいます。しかも、血管の状態が悪ければ、その投薬の効果自体も低くなってしまうのです。

そこで、生活習慣を改善することで副交感神経の働きを高めていければ、体が本来の能力を取り戻していきます。そうして症状がスムーズに回復していく患者さんをわたしはたくさん目にしてきました。

病気は、対症療法では治せないのです。

114

The Words to Adjust the
Autonomic Nervous System

交感神経の働きを上げる
朝シャワーで、
心身をアクティブに

朝にシャワーを浴びるとすっきり目覚めて、体も生き生きする感じがしますが、これは医学的にも理にかなった方法です。

現代人は交感神経が優位になりがちな生活を送っていますが、とくになにもする気が起こらないような無気力を感じる日には、あえて交感神経を刺激するのもいいでしょう。

繰り返し説明していますが、交感神経はいわば車のアクセルのようなもので、この働きが高まると、血管が収縮して血圧が高まり、ブドウ糖をはじめ血液中の栄養も増えるなど、心身をアクティブな状態へ変えていきます。

そこで、肌に適度な刺激を与えてくれる朝シャワーが効果的なわけですが、交感神経はもともと午前中に優位になるリズムがあるため、さらにその働きが活性化されます。

ただし、ひとつ注意点があります。それは急に熱いシャワーを浴びないこと。交感神経の働きが一気に高まり過ぎて、血管を収縮させて、逆に血液がどろどろになってしまいます。

まずは37〜38度くらいからゆっくりと。なにごとも、極端なことは体によくないと心得ておきましょう。

115

The Words to Adjust the Autonomic Nervous System

1日3回、リズムよく適量を食べる

原因不明で体調を崩している人を診察していると、朝食を食べないことがあたりまえになっている人がたくさんいます。長年の習慣は簡単には変えられないものですが、朝から多くは食べられなくても、なにも食べないことだけは避けて、少しでも良質なものを口にしたいものです。

朝食を食べることは1日のエネルギー源としても、摂取する栄養バランスの面でも重要です。しかし、より大切なのは、「胃腸に適度な刺激を与える」ということ。この効果を見逃しがちですが、適量の食事を1日3回リズムよく摂ることで、血液が全身の細胞に行き渡るようになり、自律神経のバランスを整えてくれるのです。

バナナ1本でも厳しいときは、その半分でもいいし、牛乳やヨーグルトだけでもいいのです。少しでもかまわないので朝食を食べるようにしていきましょう。

長年の習慣から慢性的な症状になっている場合もありますが、「以前は食べられたのに最近朝食を摂るのがきつくなってきた」「朝に食欲をまったく感じない」という場合は、一度医師に診てもらったほうがいいでしょう。

ぜひ明日から、朝の食欲のチェックを健康の習慣にしてみてください。

116

The Words to Adjust the Autonomic Nervous System

病気の早期発見のため、毎朝必ず尿と便をチェックする

朝起きてはじめてトイレに行くとき、多くの人はまだ眠気も残っていて、ぼんやりしていることがあると思います。

でも、実は朝のトイレはあなたの健康の大切なバロメーターになります。ですから、これからは毎朝必ず、トイレで尿と便をチェックしてみてください。

チェックするのは、まずは色。濃い色の尿が出ていないか、どす黒い便になっていないかを必ず確認しましょう。もちろん、血液が混ざっていないかどうかも重要なポイントです。

さらに便については、下痢や便秘を繰り返していないかにも注意をしましょう。とくに便秘がずっと続いているときは、様々な可能性が考えられますが、腸の病気になっている可能性が高く、最悪の場合は大腸がんなどが見つかることもあります。

病気はなによりも早期発見が決め手です。

なんらかの症状が5日以上続く場合、ほとんどの人は「最近なんだか調子が悪いなあ」と思うだけで済ませてしまいますが、体のどこかに問題がある可能性があります。

さらに症状が2週間続く場合は、どれだけ忙しくても必ず医師に診てもらうように心がけてください。

117

The Words to Adjust the Autonomic Nervous System

胸式呼吸と深呼吸を使い分けて、やる気をコントロールする

胸式呼吸という名称になじみがない人もいるかもしれませんが、簡単にいえば、「浅く速く」呼吸することです。この呼吸によって、あなたの「やる気」をコントロールすることができます。

わたしたちの肺は胸腔という空間内にあり、その胸腔に静脈の血流量をコントロールする「圧受容体」というセンサーシステムがあります。

吐く息が短くなったとき、このセンサーにかかる圧力が弱まって血流量が抑制され、交感神経が活発になります。

つまり、あえて短い呼吸を繰り返すことで、日中どんなときでも「やる気」を上げることができるというわけです。

深呼吸はその逆です。交感神経の働きが上がり過ぎると、やる気が逆にイライラへと変わってしまうので、そんなときは深呼吸をしてリラックスを。

圧受容体へ圧力がかかって静脈の血流量が増加し、副交感神経が活性化されます。

自律神経はなによりもバランスが大切です。そのときの体調に合わせて無理をしない程度に、胸式呼吸と深呼吸を使い分けて「やる気」をコントロールしてみるのもいいでしょう。

118

The Words to Adjust the
Autonomic Nervous System

太ももやお尻の脂肪は、健康の増進につながる

人間の体には2種類の脂肪があることをご存じの人は多いと思います。それは内臓脂肪と、皮下脂肪。お腹の脂肪の多くは内臓脂肪で、太ももやお尻は皮下脂肪です。

人間の体は脂質をエネルギー源として脂肪組織に蓄え、必要に応じて「脂肪酸」に分解し、エネルギーとして消費していますが、このときの脂肪酸がポイント。内臓脂肪の場合、短期間で脂肪酸をためたり、出したりを繰り返すため、体内に頻繁に脂肪酸が出回って糖尿病や心臓病のリスクが高まるのです。

逆に、皮下脂肪は燃焼しにくく長期間貯蔵されるため、この脂肪酸は体内に頻繁に出回らないというわけです。

さらに内臓脂肪は、インスリン抵抗性を引き起こし、動脈硬化を促進させる炎症性サイトカインという物質も分泌してしまいます。一方の皮下脂肪は、食欲抑制ホルモンのレプチンや、血糖をコントロールするアディポネクチンを分泌します。

つまり簡単にいうと、お腹に脂肪が付き過ぎると危険だということ。女性にはよく太ももやお尻の脂肪を気にする人がいますが、実はこれらの皮下脂肪は健康の増進につながっているのです。

119

The Words to Adjust the Autonomic Nervous System

毎日のリズミカルなウォーキングが、血液をサラサラにする

健康になるために運動をはじめてみたものの、なかなか毎日続けられない人も多いのではないでしょうか。運動の習慣がない人には有酸素運動がおすすめといっても、いきなりマラソンなどをすると負担がかかり過ぎて、足などを痛めてしまうこともあります。

そこでわたしがおすすめしたいのがウォーキング。ウォーキングは朝でも帰宅後でもできるので毎日取り組みやすく、全身の細胞に酸素を行き渡らせて体が活性化し、血液をサラサラにしてくれます。

ただし、ウォーキングにもいくつかポイントがあります。

まずは「リズミカルに歩く」こと。呼吸が浅くなるため早足の必要はありませんが、だらだら歩いても運動にはなりません。自分なりのリズムを意識し、小気味よく歩くことが大切です。

次に「顔を上げて歩く」こと。ある程度の距離を歩いていると、いつの間にか顔が下を向いてしまうこともあり、気道が狭くなり呼吸が浅くなってしまいます。呼吸が浅くなると血流が悪くなるので、かえって逆効果なのです。

そして最後は、「まとめて歩く」こと。よく1日の歩数を測る人がいますが、たしかに運動にはなるものの、細切れより意識してまとめて歩くほうが呼吸量や血流量が増加するので効果的です。

これらを基本ルールとしてウォーキングを続けていくと、激しい運動などしなくとも、毎日の生活のなかで運動不足を解消することができるでしょう。

120

The Words to Adjust the Autonomic Nervous System

下半身の筋肉を鍛えると、認知症予防につながる

内臓脂肪の危険性は広く知られていますが、内臓脂肪を減らしていくには、筋肉を付けて燃焼させることがもっとも近道です。

人間の筋肉の約6割は下半身に集中し、なかでも太もも（大腿筋）はもっとも大きな筋肉です。そこで、太ももを中心に鍛えることで、基礎代謝量を上げることができます。

それこそウォーキングなどで太ももの筋肉を付けていくと、代謝がよくなり全身の血流が改善されていきます。

さらに、見逃せない研究結果が発表されています。筑波大学の研究チームによると、下半身の筋肉の働きと脳の認知機能に強い関連性が認められるというのです。

たとえば、早足で10分程度歩くだけでも、脳のなかで記憶や学習能力を司る「海馬」が刺激されるといいます。

しかも、ランニングなどの激しい運動をすれば、今度は脳の「前頭前野」が刺激され、判断力などが向上していくとのこと。

先に、太ももやお尻にある皮下脂肪の有用性を紹介しましたが、下半身を鍛えて筋肉に変えていくことが、健康にとってよりよいことといえるでしょう。

121

The Words to Adjust the
Autonomic Nervous System

認知症予防の王道は、脳の血流をよくすること

認知症は、おもに脳卒中とアルツハイマー病によって引き起こされます。脳卒中は血管の障害によって、脳組織へ十分な血液が送られないことで起こります。

一方、アルツハイマー病の原因は研究段階ですが、２００８年のノースウェスタン大学の研究によると、脳の血流低下により脳に運ばれるブドウ糖の量が減ると、神経細胞を攻撃するタンパク質が蓄積されることが示されています。

つまり、いずれにしろ認知症は、脳の血流低下によって引き起こされる可能性が高いと考えられるのです。

わたしたちの血流は加齢によってどんどん低下します。しかし、１日30分程度の有酸素運動によって血流を改善させることができます。

また覚えておきたいのが、脳をリラックスさせることの大切さです。実は、脳からアルファ波という脳波が出ると、血流が30％も増加するという研究結果があります。

積極的に自然に触れたり、生活のなかに瞑想の時間を取り入れてみたり。ちょっとしたリラックス習慣の積み重ねが、脳の血流をどんどんよくしていきます。

その意味では、自然を感じながらできるウォーキングは、肉体的な健康の維持はもちろん、認知症予防にとっても最適な運動といえるのです。

122

The Words to Adjust the Autonomic Nervous System

首の筋肉をほぐすだけで、血管を「鍛える」ことができる

血管を「鍛える」というとイメージしづらいかもしれませんが、血管は細胞でできているため、その細胞を活性化させることで丈夫にすることができます。

血管の内側には、「血管内皮細胞」というつねに血液と接している部分があります。この細胞は若いころは厚くて弾力もありますが、加齢とともに薄くなっていき、血管の収縮・拡張作用を衰えさせてしまいます。

さらに血管内皮細胞は、喫煙をはじめとした様々な生活習慣によっても損傷し、血栓をつくる原因となって動脈硬化などの重い病気のもとになります。

この血管内皮細胞を活性化させるには、適切な食事や睡眠の習慣が大切ですが、ここでは運動に注目しましょう。運動をすることで血流がよくなると、血管内皮細胞が刺激されて血栓予防物質がつくられます。

さらに、細胞内にある毛細血管の流れもよくなり、細胞が生き生きとしてきます。

血管を「鍛える」ためには、ハードな運動をする必要はありません。太い血管が集中している首の筋肉をほぐすだけでも全身の血流がとてもよくなります。首には自律神経に作用する神経も集まっているので、血流をよくするためには重要な部位なのです。

よい血流を得るためには、血管が丈夫であることが必要です。体自体がぐらぐらと動かないように注意しながら、首をまわしているだけで血管を「鍛える」ことができるのです。

123

The Words to Adjust the Autonomic Nervous System

健康を維持するには、なによりも冷えない体になること

自律神経の働きが低下して血流が悪くなると、体温が下がる原因にもなります。いわゆる、冷え性がこれにあたりますが、ストレスや不規則な生活習慣、また便秘などの影響で末梢血管が収縮すると、血流が悪化して手足がどんどん冷えていきます。

冷え性は不快な症状ですが、深刻な場合には、深部体温が下がって低体温症になることも。低体温症になると、全身の新陳代謝が滞って免疫力が低下していきます。つまり、肩こりや不眠などを引き起こすだけでなく、体が疲れやすくなって風邪やアレルギーを発症しやすくなるのです。

それに加えて、がんなどの遠因になることはいうまでもなく、体が冷えると健康を脅かす重大な症状をまねきやすくなります。

そこで、やはり自律神経のバランスを整えて血流をよくすることがなにより大切です。とくに自律神経はどんな人でも加齢によって働きが低下していくので、ある年齢からは生活習慣を含めて意識的に整えていかなければなりません。

血流が悪くなるということは、全身に血液を送り込む筋肉が衰えているということ。認知症予防にとどまらず、運動不足の解消が冷えない体をつくる大きなポイントになります。

124

The Words to Adjust the Autonomic Nervous System

水を飲んでも、「吸収」されなければ意味がない

健康にとって大前提となるのが水分の補給。人間の体は、生まれたときは約80％が水分ですが、年を重ねるにつれて体内の水分量が減り、成人男性は体重の約60％、成人女性は約55％にまで減るとされています。

なにもしなくても、加齢によって水分が奪われるというわけです。

また、運動や暑い日の発汗、入浴や飲酒などでも水分がどんどん奪われ、血液はどろどろになっていきます。

見逃せないのは、発汗によって水分だけでなく体にとって大切なマグネシウムなども失われるということ。マグネシウムが不足すると神経伝達がうまくいかなくなり、臓器に悪影響を及ぼしてしまいます。

「じゃあ、水をたくさん飲めばいいのだろう」という人がいますが、ここにも落とし穴が。せっかく大量の水を飲んでも、腸内環境が悪ければ、尿としてただ排出されるだけの場合も多いのです。

実は、腸内環境は自律神経と相関関係にあります。そこで本書で紹介する数々のメソッドを取り入れて自律神経のバランスを整えていくと、自然と腸内環境も整っていきます。

とくに現代人は交感神経の働きが優位になっているため、たとえば散歩などをして副交感神経を活性化させながらこまめに水分補給をしていくと、血液もサラサラと流れていくでしょう。

水を飲んでも、腸でしっかり吸収されなければ意味がないのです。

125

The Words to Adjust the Autonomic Nervous System

お酒を1杯飲んだら、必ず同量の水を飲む

お酒にはリラックス効果があり、適度の飲酒はストレスをやわらげて体によい効果をもたらします。でも当然ながら、飲み過ぎは健康に悪く、重大な病気のもとになることもあるので注意が必要です。

飲酒をすると血流がよくなるイメージがありますが、これは程よい飲酒のときに限ります。飲み過ぎたあとに全身がだるくなるのは、まさに血流量不足が原因で、飲み過ぎるほどにどんどん血流が悪くなっていきます。

また、アルコールは肝臓で分解しますが、分解するときに水分を消費し、利尿作用もあるので体内の水分がどんどん失われていきます。

つまり、血管が収縮しているうえに脱水も進むため、血液がさらにどろどろになっていくというわけです。こんなときに熱いお風呂に入ってしまったら……発汗で水分がなくなり、最悪の場合は心筋梗塞を引き起こしかねません。

わたしもつき合いでお酒を飲むことがありますが、1杯飲んだら必ず1杯の水を飲むことを心がけています。たったそれだけのことで、脱水を予防できて、つらい吐き気をもよおすようなこともありません。ただでさえ加齢によって副交感神経の働きが下がっているのに、毎日アルコールを摂取していると、胃腸などの細胞が疲弊します。

大人の飲み方とは、気取って高いお酒を多く飲むことではありません。健康に気づかってこそ、大人の嗜みになるのだと思います。

126

The Words to Adjust the
Autonomic Nervous System

「腸は第1の脳」といっても、過言ではない

先に「腸の状態と自律神経は相関している」と述べました。自律神経を介したこの脳との関係は、「脳腸相関」として知られています。

緊張したり、大事な用事に出かけたりする前に限って、よくお腹が痛くなる人がいます。これは「過敏性腸症候群」という病気で、自律神経が腸を司っているために、ストレスによって下痢をしたり便秘になったりするのです。

「腸は第2の脳」とも呼ばれますが、わたしは「腸は第1の脳」といっていいくらい、メンタルとの関係が密接な臓器だと考えています。

さて、この例では、脳から自律神経を介して腸に情報（ストレスなど）が伝わることで過敏性腸症候群が引き起こされます。しかし、最近では、逆に腸から自律神経を介して脳に情報が伝わることもわかってきました。

つまり、腸の働きが悪くなることを引き金にして、自律神経が乱れていくことがあるということです。

また、腸内細菌のバランスが悪くなると、脳にも悪影響を与えることがわかっています。

メンタルの問題は、つい脳と自律神経の不調ととらえがちですが、実は「腸の調子が悪いこと」が原因であることがたくさんあります。

そこで、ふだんから野菜（食物繊維）などをたっぷり摂って腸を整えておくことが、ストレスを遠ざけるうえではとても大切な習慣になるのです。

127

The Words to Adjust the Autonomic Nervous System

人間の体は、立って動くようにできている

テクノロジーが進化して便利な世の中になった一方で、わたしたちが立って動く時間は激減しています。とくにオフィスワーカーの場合は1日の大半を机の前に座って過ごすため、運動不足はもとより、血流が悪くなることで内臓にまで悪影響を及ぼしていると予想されます。

人間の体はもともと立って動くようにできています。だからこそ、ふだんの活動のなかで自然に、足のむくみや筋肉の収縮を予防できるわけです。

しかし、座ったままの時間が増えると血流が悪くなると同時に、血液中の「中性脂肪」を分解する酵素の働きが抑制されて、肥満や糖尿病を引き起こしやすくなります。

長時間座ったままであることの弊害は、実は喫煙や深酒と並べて語られるほど。がんや心血管系疾患など重大な病気を引き起こすと、WHO（世界保健機関）も警告を発しています。

さらに最近では、スウェーデンのウプサラ大学の研究で、坐位時間が短くなると、血液細胞の「テロメア（細胞内の染色体の端）」が長くなるという関係性があきらかにされました。加齢とともに短くなるテロメアと寿命の関係は様々な研究で示されており、より長いテロメアは長寿との関連性があると推察できます。

週末などにまとめて運動をする人も多いと思いますが、平日のオフィスでも意識的に立ち上がって作業したり、休憩しながら歩きまわったりして、なるべく座りっぱなしにならないようにすることがあなたの命を守ってくれます。

Chapter 4

迷いを手放す習慣

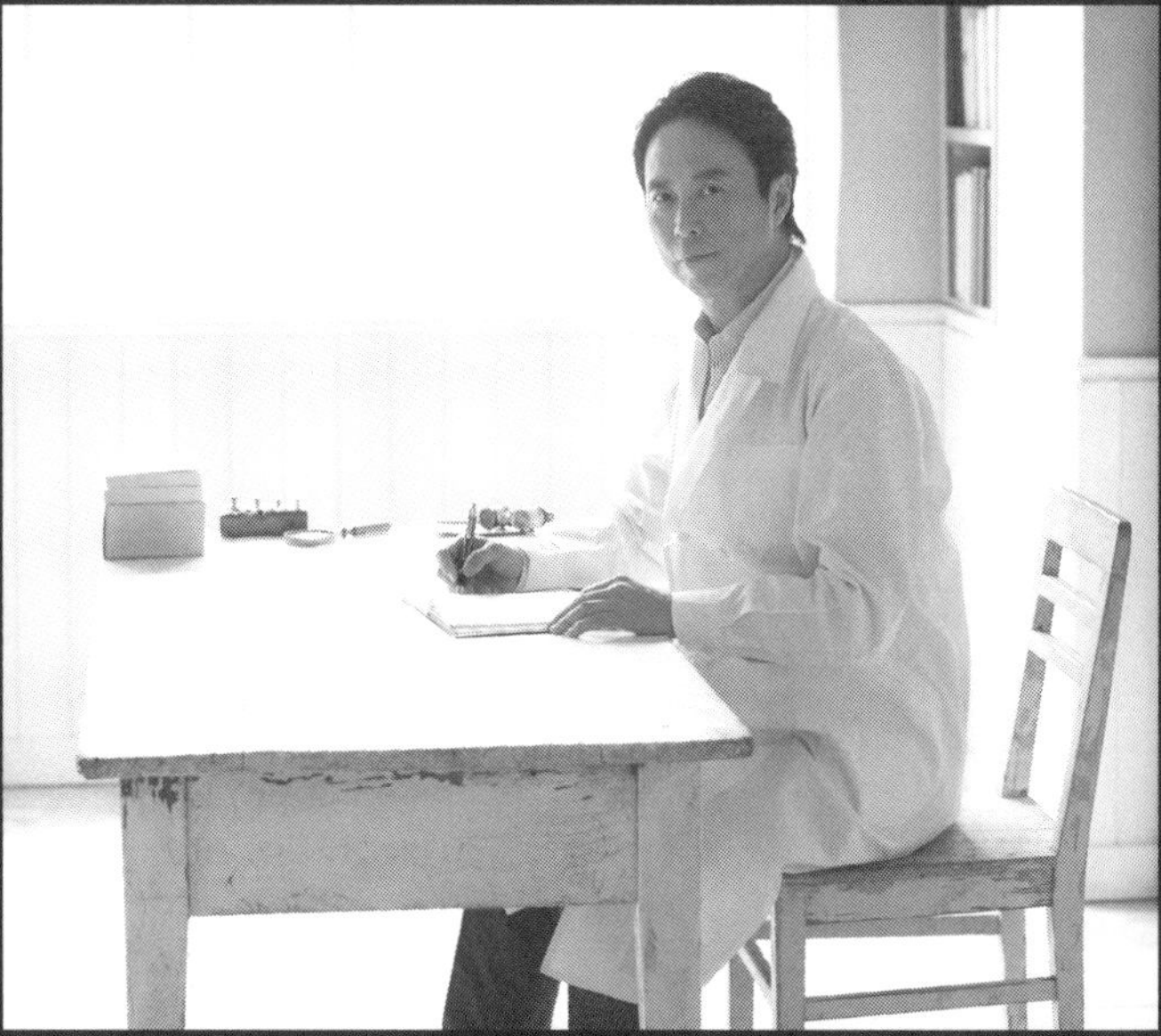

128

The Words to Adjust the
Autonomic Nervous System

問題を書き出し
優先順位を付け、
時間をかけずに解決する

これはわたしが外科医として医療現場で用いている問題解決の手法です。以下の3つを押さえておけば、合理的かつ効率的に問題を解決することができます。もちろん、いまあなたが抱えている悩みにも適用することができます。

ひとつめは、問題を書き出すこと。99ページで「セブンラインズ」という方法も紹介しましたが、頭のなかの問題点をすべて書き出すことで、ほんの小さな不安や懸念点も見逃すことなく対処できるようになります。頭で考えているだけでは、どうしても「ヌケモレ」が発生しがちになります。

ふたつめは、優先順位を付けること。これはいわずもがな、医師にとってもっとも重要なスキルでしょう。手術でも処置でもより重要な問題から取り組まなければ手遅れになるからです。もちろん、みなさんの仕事や生活でも同じです。手をつけやすいからと簡単に終わることから片づける人もいますが、そうしていると問題解決どころか、大きな問題がますます困難なものになってしまいます。

そして最後は、時間をかけないこと。ここがいちばん難しいかもしれませんが、ひとつのことに集中する態勢を整えてすぐに手をつけてスピーディーに解決していくことが重要です。難しくても、少なくともなんらかのアクションは必ず起こすように心がけてみてください。それによって状況が変わり、優先順位が変わることもあります。

いずれにせよ、問題は大きくなる前に片づけるのが大原則となります。

129

The Words to Adjust the
Autonomic Nervous System

失敗を書き出して
はじめて、
失敗は成功のもととなる

失敗を振り返るのは恥ずかしいものです。とくに若いころの失敗となれば、「思い出すのも嫌」という人も多いのではないでしょうか。

しかし、失敗は正面から見つめてこそ、成功のもととなります。忘れようとしたり、頭のなかだけで振り返ったりしていても、結局、失敗の原因などをしっかり検証することはできません。

そこで、いまの自分より成長していきたいと思う人は、失敗を紙に書き出すことをおすすめします。「ただでさえ恥ずかしいことを書き出すなんて！」と思うかもしれませんが、実は紙に書き出すと失敗を客観的に可視化できるため、思っていたほど目をそむけたいことではなかったと気づくはずです。

そして紙に書き出すことで、余計な気持ちを交えることなく、本当に客観的な情報だけを得ることができます。失敗の原因を分析でき、今後の成長の糧にすることができるのです。

「失敗は成功のもと」と思っているだけではなにも変わりません。実際に原因となった自分の欠点なり不注意なりを改善していくことで、はじめて事態は変わっていきます。

まずは、月に1回でいいので「失敗を書き出す」ことを習慣にしてみてください。1カ月あれば、失敗もそれなりの数になるはず。たったこれだけの「失敗ノート」の習慣で、見違えるほど成長できるはずです。

130

The Words to Adjust the Autonomic Nervous System

期限を決めて悩み、一気に片づける

先に、問題や悩みは極力時間をかけずに解決することが大切だと書きました。これは慣れないと難しいところもあるので、もう少しくわしくご説明します。

まず極力時間をかけないというのは、問題や悩みを一気呵成に攻めるようなイメージで、とにかく「片づけてしまう」ことを指します。

問題や悩みは、放っておいてもけっしてよくはなりません。ほとんどの場合、より悪化して手がつけられなくなり、未解決の問題がずっと頭のなかに残ることでほかの問題への集中力も低下してしまいます。そこで、285ページで述べたように、まずは徹底的に問題や悩みと向き合い、なんらかのアクションを起こしていくことが重要になるのです。

そのためにも、取り組む際は必ず「期限」を設定するようにします。たとえば問題の大きさに従って1日、3日と期限を設定し、その期限まではとにかく問題解決に向けて徹底的に取り組むのです。そして期限がきたら、その時点の判断に従いましょう。それまでに徹底的に悩み、考えているからこそ、決断し前進することができるというわけです。

この方法が優れているのは、たとえ失敗しても、徹底的に取り組んだことで判断を後悔しないということ。くよくよ悔やまず、フレッシュな気持ちで再チャレンジの意欲がわいてくるのです。

繰り返しますが、問題はだらだら取り組むのがもっとも悪手。期限を決めて一気にやっつけてしまいましょう。

131

The Words to Adjust the
Autonomic Nervous System

迷ったら動いておくと、「流れ」をつかむことができる

わたしは迷ったり悩んだりしたときは、なるべく動くように心がけています。もちろん、あてずっぽうに「とにかく動け」といっているわけではありません。あいまいな判断をもとに動いても事態は悪くなるだけ。

先に述べたように、期限を決めて徹底的に悩んだあとは、とにかくすぐ動くようにしているのです。

「折りたたみ傘を持っていくかどうか」のようなささいな問題については、前日に天気予報をチェックし、それでも迷うならとにかく持っていくようにしています。雨が降ったときに後悔するよりは、たとえ荷物になってでも、自分の気持ちに従って行動することで自律神経のバランスがよくなり、気分がすっきりするからです。

このように行動するクセがついてくると、「流れ」をつかむことができます。多くの場合、チャンスを逃すのは、考え過ぎて立ち止まっているうちに先を越されたり、状況自体が変わったりするからです。

要は、行動が遅いだけで「流れ」を取り逃がしてしまうわけです。

いったん「流れ」をつかむと、次々とチャンスが巡ってきます。つねに変化しているからこそ、「流れ」なのです。あとはそのチャンスをつかまえるだけ。

そして、ここで話が戻りますが、次々巡ってくるチャンスをつかむためには、徹底的に悩んで考えて、万全の準備をしておくことが必要なのです。

132

The Words to Adjust the Autonomic Nervous System

ストレス対処法「コーピング」で、視点を大きく変える

みなさんは大きな問題や悩み、ストレスを抱えたときにどのような行動を取っていますか？人それぞれ様々な対処行動があると思いますが、問題や悩みに対して、「自分はどうとらえて、評価するのか」を柔軟に考えて対処していくことを「コーピング」といいます。

要は、「自分の見方や考え方を変える」ことで問題や悩みに対処すること。このような対処行動の選択肢を持てば持つほど、ストレス状況から抜けやすくなります。

たとえば仕事でのプレゼンテーションでも、ＰＴＡの集まりでも、なにかを発表する機会になるとどうしても緊張してしまうものです。

でも見方を変えれば、他人をコントロールすることはできないのだし、自分がまわりを意識し過ぎているから緊張するのかもしれません。そこで、「みんながどんな反応を示そうが、どんな表情をしようが、もうそんなことは考えずに自分の話したいことをゆっくり話そう」と決めれば、その状況を乗り切りやすくなったりします。

コーピングを身につけると、つねに視点を変えて行動できるので衝動的な感情や意識に振り回されることなく、ストレスへの対応力が増していきます。

なにかのストレスを感じたときは、大きく視点や考え方を変えることを心がけるだけで、展望が開けていくでしょう。

133

The Words to Adjust the
Autonomic Nervous System

ストレスを感じず
使えるように、
鞄に徹底的にこだわる

鞄にこだわるというと、「わたしも高級な鞄がそろそろ必要かな」と思う人もいるかもしれませんが、実は違います。

ここでのこだわりは、「いかにストレスを感じずに使えるか」ということへのこだわりです。

みなさんは、鞄のなかに入れたはずのものが見つからず焦ってしまったことがありませんか？ たとえば新幹線の乗車前にチケットが見あたらなかったり、得意先に着いて部屋に入る直前、名刺や重要な資料がないことに気づいたり……。

たいていは鞄の底や脇ポケットなどで見つかるものですが、もうそれだけで動悸が激しくなって、急激に高まった交感神経はしばらくもとに戻りません。

結果、生産的な時間を無駄にしたり、会話に集中できなかったりと散々なことになってしまう。鞄は自分にとって大切な道具を持ち運ぶものだからこそ、入れるものを厳選し、どこになにがあるのかをしっかり把握しておくことが大切なのです。

使い勝手は人それぞれですが、細かいものは小物入れにまとめるなど、取り出すときになるべく迷わないようにしておくのがポイント。たくさんのポケットを利用していると、かえって整理にエネルギーが取られて逆効果になりかねません。

また、いくら中身を整理していても、鞄をパンパンにしているのは考えもの。一度すべてを取り出し、本当に必要なものだけを持ち運ぶようにしましょう。行動に無駄がなくなると、どこでも快適な気持ちでものごとに取り組むことができるはずです。

134

The Words to Adjust the
Autonomic Nervous System

部屋のなかに、なにもないスペースをつくる

生活のなかから、意識したり迷ったりする回数をなるべく減らすことが集中力アップにつながりますが、これは空間づくりなど物質的なものにも該当します。

不要なものが増えれば増えるほど気が散ってしまうのは想像しやすいですが、わたしは、一般的に必要とされるものですら厳選しています。

たとえば、わたしの研究室にはソファーがありません。通常は来客用のためにソファーを置くものですが、あえてなにもないスペースにしているのです。なぜなら、いったんものを置いてしまうと、次はそのサイズや色やデザインが気になってしまうからです。それだけでなく、汚れやシワなども気になってくることでしょう。

そんな仕事に関係のない感情が生じるのを、ソファーを置かないことで未然に防いでいるわけです。おかげで、わたしの仕事場は本当に仕事に集中できる環境になっています。

また、スペースを広く取ると、気持ちに余裕が出てきます。実際に自分のまわりから不要なものを取り除くと、心身ともに驚くほどすっきりするのです。

結果、ますます仕事に集中できるので、さらに不要なものを置こうという気持ちも起こりません。この方法はとても効果的なので、ぜひ身のまわりから不要なものを取り除くことを試してみてください。

135

The Words to Adjust the
Autonomic Nervous System

財布は「信用」を入れるもの。毎日必ず丁寧に確認する

鞄と同様に、わたしは財布にもかなりこだわっています。仕事に使う鞄は、「仕事における信用」を表しますが、お金を入れるための財布は「人間としての信用」を表すと考えているからです。

日本はまだまだキャッシュレス化が進んでいないので現金を使う機会も多く、なにより現金が担保する信用というものが社会中に行き渡っています。

コンビニエンスストアや自販機ならともかく、いざというときに現金を出せなければ、ほとほと困る事態がたくさんあるのです。

そこで、わたしはいつも翌日の準備をするときに、必ず財布の中身まで丁寧に確認しています。自分があらかじめ決めた額にいくら不足しているか、1万円札は何枚あるか、カード類を失くしていないか、レシートなどがたまっていないか、お札はきちんと向きが揃っているか……。そんなことを毎日確認し、いつでもお金のトラブルに見舞われないように気をつけています。

繰り返しますが、財布とは信用の入れものです。

あたふたして自律神経を乱さないようにするのはもちろんですが、なによりお金にまつわる失敗を犯さないことで、自分の信用を守ることにつながっているのです。

136

The Words to Adjust the
Autonomic Nervous System

積極的に体を管理するために、ホームドクターを持つ

わたしは仕事柄様々な患者さんに会いますが、「もっと早く来てくれればな……」と思うことがとても多くあります。相当悪い症状が出てから来院される人も多く、運が悪ければ手遅れになるケースはいくらでもあります。

そこで、健康について悩まないために、定期的に健康状態を診断してくれるホームドクターを持つことをおすすめします。

ホームドクターといっても、なにも多くのお金をかけるわけではありません。自宅の近所や会社の近くで信頼できる医師を探し、病気でなくても定期的に血液検査へ行けばいいのです。4カ月に1回をめどに、習慣化してみてください。

検査をしてみると、まず病気の兆候に気づけて早めに手を打つことができます。これこそが病気を致命的なものにしないためにもっとも大切なことなのです。

異常が見つからなくても、ホームドクターと確認し合いながら、自分の体の状態に安心できることはかなりのストレス軽減につながります。なんとなく不調を抱えたままでは、毎日の集中力も上がらず精神的にとてもよくありません。

健康なときはつい体のケアを忘れがちですが、体こそがすべての資本。いちばん大切なものとしっかり向き合うきっかけとして、定期的な診断の習慣を取り入れてみてください。

137

The Words to Adjust the Autonomic Nervous System

乱れや迷いを生む最大の要因は、「余計な意識をすること」

わたしたちはふだんの生活のなかで、様々な「意識」に縛られて生きています。そして、この「意識すること」が、実はパフォーマンスを下げる最大の要因にもなり得ます。

一流のアスリートたちは、意識せずとも体が勝手に動くように厳しい訓練を重ねています。スポーツのようなほんのわずかの差で勝負が決まる世界では、少しでも余計なことを考えるとそれだけで集中力が乱れ、最大限の力を発揮できないことをみんな痛いほど知っているからです。

わかりやすいのがサッカーのPKでしょう。あの至近距離からでは、よほどのミスキックをしない限りゴールは決まるはずです。しかし僅差で争う試合のなかでは、「外したらどうしよう……」「キーパーはどちらに動くだろうか？」などと余計なことを考えてしまい、結果的に外す選手がかなり多くなるのです。

スポーツに限らず、生活や仕事の場面でもまったく同じことがいえます。「家族や友人と話すのと同じように、プレゼンや面接でも緊張せずに話せたら……」なんて思ったことはありませんか？

無意識の力を引き出すというと、スピリチュアルな話にも聞こえますが、無意識の領域は脳科学や心理学では最先端の研究分野です。

どんなときでも自分のパフォーマンスを最大限に発揮するためには、まずは余計な意識をすることを手放すことが必要なのです。

138

The Words to Adjust the Autonomic Nervous System

他人や周囲を意識していると、パフォーマンスが落ちる

先に、意識することがパフォーマンスを下げる最大の要因だと書きました。

このとき意識しているのは、「他人」と「周囲」に向けたものがほとんどです。およそ失敗や不調というものは、「他人」や「周囲」を必要以上に意識したために起こることがとても多いのです。

それこそ、誰かにいいところを見せようとして行動することは典型的なパターンです。逆に、上司や先輩に怒られないようにびくびくしながら行動するのも、またうまくいかないパターンといえるでしょう。

さらに、人のミスや言動にイライラしたり、愚痴や悪い噂を耳にしたりして心がざわつくだけでもパフォーマンスは低下していきます。

つまり、自分にはコントロールできない「他人」や「周囲」を意識することで、多くの失敗や不調が生み出されているのです。

このことを意識できているならまだマシなほうかもしれません。最悪の場合、そうしたことがあたりまえになって、自分でも気づかないうちにストレスをため込んで、どんどん神経をすり減らしてしまいます。

逆にいえば、どんなときでもコントロールできる自分に集中することが、自分らしい力を発揮する大きなポイントとなります。

139

The Words to Adjust the Autonomic Nervous System

まわりの空気は読まない

どんなときであっても自分に集中すること。これは突き詰めると、「まわりの空気は読まない」ことに行き着きます。実際にわたしが知る一流と呼ばれる人たちは、他人からの評価はもとより、たとえ面と向かって悪口をいわれたとしても、そんなことをいつまでも気に病むことはありません。

では、彼ら彼女らはもともとメンタルが強いのでしょうか？　なかには生まれつき強い性格の人もいるでしょう。しかしほとんどの人は、ただ他人からの評価に期待していないだけなのです。

他人からの評価付けは、自分が掲げた高い目標に向かうにはまったく役に立たず、それを気に病むことは時間の無駄でしかありません。他人の評価にそもそも期待していないからこそ、たとえ悪口をいわれても、そんな根拠のないことに左右されないのでしょう。

他人から悪口をいわれると、まるでそれが事実であるかのようにとらえがちですが、冷静になると他人の憂さ晴らしに過ぎなかったことに気づくことはよくあること。

失敗から学ぶことは大切ですが、他人からの勝手な評価など気にしないことです。

そうしていると自律神経のバランスも整ってくるので、より大切なものごとに集中することができます。すると、他人に対して本当の思いやりや気遣いができる、素敵な大人になっていけるのだと思います。

140

The Words to Adjust the Autonomic Nervous System

「見ざる、聞かざる、いわざる」で、自分らしい力を出せる

他人や周囲への意識を手放していくためには、やはり自らが意識して、それらをシャットアウトしていく必要があります。

そこで、わたしがおすすめしているのが、あの日光東照宮にある有名な彫刻『三猿』の、「見ざる、聞かざる、いわざる」を人間関係などに取り入れる方法。

たとえば「見ざる」なら、スマートフォンで不快なニュースを見たり、SNSで余計な情報を頭に入れたりしないことがそれにあたるでしょう。とくにSNSは自己顕示と他人への誹謗中傷がうずまいているので、わたしは極力見ないようにしています。

そして「聞かざる」なら、とにかく他人の愚痴や悪口を聞かないこと。他人や周囲がそのような雰囲気になったら、わたしは誰にどう思われようと、すっと席を外します。ネガティブな言動は、聞いているだけで自律神経のバランスを乱していくからです。

最後の「いわざる」なら、余計なことを口走ってわざわざストレスフルな環境をまねかないこと。たとえポジティブな意味合いであっても、ちょっとしたほめ言葉やこびへつらいによって、面倒な人間関係が生まれます。

他人や周囲はコントロールできません。いつも自然体で自分らしい力を発揮したいのであれば、自分から積極的に、他人や周囲からの悪影響をシャットアウトしていきましょう。

141

The Words to Adjust the
Autonomic Nervous System

準備を徹底的に
やり抜くことが、
成功を引き寄せる

「意識せずとも体が勝手に動く」ようになることが、自分のパフォーマンスを最大限に高めるためには重要ですが、わたしたち外科医もまさにそのような力が求められる仕事です。

とくに緊急手術などの場合は、手術中にあれこれ考えて迷う時間などなく、つねにその瞬間、瞬間の最善手を施していかなければなりません。

このような厳しい現場でも最大の力を発揮するために、一流の外科医はふだんからあらゆるシーンをシミュレーションして、できる限りの準備をやり抜いています。

要は、手術室でどんな事態が起こってもいつでも対処できるように、ありとあらゆる想定のもとで準備をやり抜いているのです。

ときには考えられる限りの準備をしたことで、手術がはじまる前に、すでに終わったかのような感覚を覚えることもあるほど。それほどの準備をやり抜いているからこそ、本番でトラブルがあっても余計なことに心を乱されることなく、無意識のうちにとてつもない集中力を発揮できるわけです。

あらゆる分野の一流と呼ばれる人たちが口にすることですが、準備を徹底的にやり抜くことが自律神経のバランスを整え、結果的に成功を引き寄せるのです。

142

The Words to Adjust the Autonomic Nervous System

交感神経と副交感神経が高まったとき、「ゾーン」に入る

みなさんは集中力が極限まで高まったときに、あとで振り返ると、自分でも信じられないような高い能力や結果を出していたという経験はありませんか？

なにも考えていないのに体が勝手に動いたり、感覚にそのまま従っているだけですべてが思いどおりに進んだり、スピードが出ているスポーツなのに自分だけがゆっくり動いているような感覚を覚えたり……。

実は、これが「意識せずとも体が勝手に動く」状態であり、「ゾーン」に入るとも呼ばれています。

医学的には、交感神経と副交感神経の両方がハイレベルで高まったときに出現しやすくなります。交感神経が極限まで高まったときの「集中」と、副交感神経が極限まで高まったときの「リラックス」した状態が、いわば絶妙のバランスで混ざっているというわけです。

この状態に入ったとき、人は思いもよらない結果を手にすることができます。

もちろん一流のアスリートたちを見てわかるように、ここぞという場面で「ゾーン」に入るためには、長期にわたる厳しい鍛錬が必要であり簡単なことではありません。

ただ、これは人間なら本来誰もが備えている力でもある。そして、そんな自分の思いどおりになる力を発揮するための大前提が、まさに本書で紹介している「自律神経のバランスを整えていくこと」に尽きるのです。

143

The Words to Adjust the
Autonomic Nervous System

「呼吸」は究極の無意識の力

ここまで何度か、呼吸が心身に及ぼす影響について紹介してきましたが、この呼吸こそが「意識せずとも体が勝手に動く」ことの典型例です。

そして、究極といってもいい「無意識」の力といえるでしょう。

呼吸は、たとえ睡眠中で意識がなくても、体内に酸素を送り続けることで24時間生命活動を維持してくれています。

逆にいえば、意識的に呼吸を整えることで、心身のパフォーマンスを上げて無意識の力を引き出しやすくなります。

つまり、ゆったりとした深い呼吸を心がけていると、無意識の力を引き出しやすくなり、文字どおり「呼吸するように」自然にものごとを行えるようになっていくのです。

一流の人たちは、みんなこの呼吸の大切さを熟知しているようです。だからこそ、どんなピンチが降りかかっても、つねにゆったりとした呼吸を維持することを忘れません。

経験からくるものかもしれませんが、ゆったりとした呼吸で副交感神経の働きを高めて、つねに心身が乱れないようにしているのでしょう。

144

The Words to Adjust the Autonomic Nervous System

ぼんやりする時間が、「無意識」の力を目覚めさせる

わたしは常々、なにも考えずにぼんやりする時間はとても大切な機会になると考えています。なぜなら、ぼんやりすることは脳の機能を健康に保つと同時に、無意識の世界へアプローチするきっかけにもなるからです。

ぼんやりしているとき、脳は「デフォルト・モード・ネットワーク（DMN）」という脳内システムに移行します。

このシステムが活発になると、人間は様々な記憶やイメージや思考をもとに次の行動に備えはじめます。要は、ぼんやり自分を見つめながら、次の意識的な行動の準備をするわけです。

これから自分に起こることの道筋をぼんやりと描いたり、記憶を整理してアイデアや気づきを生み出したり……。みなさんのなかにも、ぼんやりしているときほどいいアイデアを思いついた経験がある人は多いと思います。

2010年のワシントン大学の研究結果では、DMNを働かせるには、通常の意識的な作業よりも、なんと約15倍のエネルギーを消費することがわかりました。それほどまでに脳にとっては重要な機能であるわけですが、スマートフォンをはじめテクノロジーが発達した現代では、このぼんやりする時間が急速に失われています。

DMNの働きが低下すると、うつになりやすくなり、認知症などのリスクが高まることも指摘されています。

ぼんやりすることは、わたしたちが想像する以上に健康にとって大切なことなのです。

145

The Words to Adjust the
Autonomic Nervous System

あてもなくぶらぶらと歩く

なにかの問題に行き詰まったときや、どれだけ考えても解決策が見つからないときは、むしろなにも考えずにぼんやりする行動を、意識的に日常に取り入れてみるのもいいでしょう。

意識的に取り入れるといっても、なにも「無意識の力を引き出そう！」などと肩ひじを張る必要はありません。

ただ散歩をしたり空を眺めたりと、ふだんの行動のなかに、簡単にぼんやりできる時間を増やしていける習慣をつくればいいのです。

京都には「哲学の道」という歩道があります。いまや有名な観光地になっていますが、もともとは京都学派の哲学者・西田幾多郎や田辺元らが、この道を好んで散策したことが名の由来とされています。

まさに「思索のプロ」とでもいうべき哲学者も、ときにぶらぶらと散歩しながらよい発想を得ていたのかもしれませんね。

先に書いたデフォルト・モード・ネットワークの働きが活発になると、意識的に考えていたとき以上にいいアイデアが浮かぶこともあります。

ぜひ忙しい日常のなかでも、無意識の力を味方につける「ぼんやりする習慣」を、あえて意識してつくってみてください。

146

The Words to Adjust the
Autonomic Nervous System

無意識の扉を開く王道は、ひたすら体を鍛錬すること

自分のなかにある無意識の力を引き出していくために、王道とも呼べる方法があります。

それが、ひたすら体を鍛錬していくこと。要は、同じことを何度も繰り返し練習し、体が自然に動くまで続けていくことです。

これは一見とても大変なことのように思えます。たしかに一流のアスリートたちは膨大な回数の基礎的な練習を繰り返し、考えなくても自然に体が動くように厳しい訓練を長期にわたり継続しています。

ただ、意外とわたしたちも同じようなことを生活のなかや仕事で行っています。

たとえば、料理をずっとつくっていれば確実に包丁さばきの腕が上がり、高速で野菜を切ることなんてお手のものに。仕事のなかにも、考えなくても自然と行っている作業がひとつふたつはあるはずです。

これらはみなひたすら鍛錬を積み重ねて体が覚えていったことであり、無意識の力が引き出されているといえます。

ですから、これから新たになにかに挑戦するときには、まず体で覚えていくことはとても理にかなった方法だと考えましょう。その積み重ねが無意識の力を引き出し、より大きなパフォーマンスにつながります。

根性論のように感じる人もいるかもしれませんが、やはり「練習」や「鍛錬」というのは、すべてにおいて上達へ至る王道なのです。

147

The Words to Adjust the Autonomic Nervous System

まず「かたち」から入って、基本の「型」を体に刷り込む

ひたすら鍛錬を繰り返して体で覚えていくとき、大切なのは「かたち」から入ることになります。どんな分野でも、基本とされる「型」があるものだからです。

そこで自分の力を最大限に引き出すためには、我流ではなく、最初は反復練習によって基本の「型」を刷り込んでいくことが大切なプロセスになります。つまり、無意識の力を引き出すためにも、意識的にはじめることが必要になるというわけですね。

無意識の力はとてつもない可能性を秘めているとはいえ、意識の力がどうでもいいわけではもちろんありません。むしろ意識的に「型」を刷り込んでいかなければ、無意識の領域には到達できないのです。

基本の「型」を刷り込むことをひたすら続けていくと、次第にたいして見なくても考えなくても、ものごとができるようになっていくことに気づくはずです。これが意識の領域がどんどん減って、無意識の力が引き出されている証拠です。

そして基本的なことを考えずにできるからこそ、より高度なことに集中できて、心の余裕も生まれてくるのです。

英語の勉強でも、仕事のプレゼンテーションでも、あらゆる場面で応用できる方法です。反復作業はつらいものですが、ここを嫌がらずに続けていくことが大事。それがのちに大きく成長できるかどうかの鍵になっていくのです。

148

The Words to Adjust the
Autonomic Nervous System

1カ月に
ひとつのことを自動化し、
それを続ける

無意識の力を引き出すためには、長期にわたって鍛錬を繰り返すことが必要です。ただ、そうした行動を続けながらも、「もう少し効率よく、短期的に目に見える結果がほしい」という人もいると思います。

そこでわたしがおすすめしたいのが、日常のなかで「自動化」できることを増やしていく方法です。これは、本当にささいなことで構いません。205ページで、生活のなかにマイルールを持つことをおすすめしましたが、無意識までいかなくても、「考えないで済ませる」ことを自分のあらゆる行動範囲に広げていけばいいのです。

たとえば、「店ごとに注文するメインメニューを決めておく」「3人以上並んでいたら待たない」「日曜夜に爪を切る」「帰宅したらスマートフォンは見ない」「気が乗らない飲み会には行かない」など……、自動化できることはいくらでもあることに気づくはずです。

こうした一つひとつの行動に迷ったり悩んだりしているから見えないストレスがたまり、時間もあっという間に過ぎ去っていくわけです。

そこで、これから1カ月にひとつのことを自動化していくのはどうでしょう？　一気にやろうとして失敗すると時間の無駄になります。いわずもがな、大切なのはずっと続けていくこと。

ゆっくりでも確実に自動化を続けていけばストレスが激減し、あなたの人生はみるみるうちに変わっていくことでしょう。

149

The Words to Adjust the
Autonomic Nervous System

一流の人は例外なく謙虚

あなたのまわりには、他人を見下すような人やあつかましい人、態度が尊大な人はいませんか？　あるいは仕事でちょっといい成績をあげたとか、英語が話せるというだけでなぜか偉ぶったり、天狗になったりしている人はいませんか？

はっきりいわせていただくと、たとえ仕事や勉強で成果を出していたとしても、そんな人たちはすべて二流です。

なぜなら一流の人は、自分がいまそこにあるのは他人の手助けなしにはあり得なかったことを、心の底から知っている人たちだからです。

一流の人は、自分の欠点も限界も知り抜いています。だからこそ自然に他人の手助けを得ることができるし、結果的にひとりでは成し得ないような成果をあげることができるのです。

わたしがこれまでお会いした一流の人たちは、「自分の力だけが自分をここまで運んできた」などとはけっして考えない人たちばかりでした。

つまり、一流の人は例外なく謙虚なのです。

そして、謙虚であろうとしたのではなく、ふだんの生き方から自然に謙虚さがにじみ出たような人たちだったのです。

150

The Words to Adjust the
Autonomic Nervous System

他人を愛することに、全力を傾ける

ここまで、「自分を大切にすること」や「自由に自分の幸せを求めること」についても、具体的な方法とともにお伝えしてきました。それらのアプローチこそが、自分の体を大切にして自律神経の働きを整えていくことにつながっています。

ただ、ひとつ忘れたくないことがあります。それは自分を愛すると同時に、他人も愛するという姿勢を持つことです。

実際に一流の人は、自分に向ける愛情と同じくらい他人にも全力で愛情を傾けます。苦しい時代に自分を支えてくれた人、ピンチに手を差し伸べてくれた人、そしてこの世に生を与えてくれた両親……。これまで自分を助けてくれた人たちに恩義を感じ、「いつかそのお返しをしよう」と思って生きているのです。それは、仲のいい友だちだけを大切にするような狭い考え方ではありません。

そこで一度時間をつくって、あなたにとってのそんな人たちを書き出してみるのもいいでしょう。実際に文字で書き出してみると、ふだん大切にしている人たち以外にも、実に多くの人が自分の人生を支えてくれていたことに気づいて驚くはずです。

そんな他人に愛情を傾ける人たちには、ますます愛情が集まっていきます。自律神経もつねに整い、もっともっと健康になっていきます。

ぜひ自分や親しい人だけでなく、広く他人を愛する姿勢を意識してみてください。あなたの人生に、これまでになく豊かな光が差し込んでくるでしょう。

151

The Words to Adjust the Autonomic Nervous System

気持ちでケチをしない

わたしのまわりにいる一流の人たちは、自分はもとより、他人や社会のためになにができるかを本当に大切に考えています。

たとえば、自らが長年にわたり苦労して得た経験や知識、技術や情報などを惜しみなく人に与えます。そして、まわりに若い人がいれば、その力を存分に伸ばしてあげようと心を砕くのです。「出る杭を打つ」なんてことはあり得ません。

そんな人の振る舞いに触れると、わたしなどは「ああ、自分なんてまだまだだな」と思ってしまうこともあります。

でも、なぜ彼ら彼女らにはこのような振る舞いができるのでしょうか?

それは、自分の目標に集中しているからです。自分がいかに毎日成長し、自分が立てた目標に少しでも近づいていけるかを考えているので、他人との競争にまるで関心がないのです。結果的に、そんな人のまわりには慕う人が次々と集まっていきます。

また、他人や周囲に振り回されないので、自律神経が素晴らしいバランスで活動し、いつでも心身が健康です。

最初は難しいかもしれませんが、どんな人にも自らが得た知見というものがあります。そうしたものをなるべくまわりの人と共有しようと心がけるだけでも、人生はよい方向へと変わっていくでしょう。

「気持ちでケチをしない」ことが、よりよい人間関係と人生をあなたに運んでくれるのです。

152

The Words to Adjust the Autonomic Nervous System

「なるがまま」をやり抜くと、「ありのまま」の力を発揮できる

ある程度の年齢を経て、それなりのキャリアや生活の経験を積み重ねてくると、人はもっとありのままの自分で生きたいと思うようになるものです。せっかく努力を重ねてきたのだから、その経験を生かしてもっと自由に生きてみたいと考えるのはとても自然なことです。

ただ、そうした生き方に踏み出そうとするものの、最初の一歩をなかなか踏み出せない人が多いのもまた事実。わかりやすい例でいうなら、転職や独立などはまさにそれにあたるでしょう。「自分は果たしてありのままに生きられる力があるのだろうか」と、悩んでしまうわけですね。

ただ、わたしは悩み抜くということは、己を知るということだと理解しています。つまり、迷ったり悩んだりしたときは、とことん自分について掘り下げてみる。

先の例なら、仕事における自分の強みはどこにあるか、その強みはほかの会社でも発揮できるのか、弱みはなにか、その弱みが足を引っ張ることにならないか……などと、自分についてとことんはっきりさせていくのです。

そのようにしてもまだ自信が持てないときは、しばらくは「なるがまま」に現状維持で力を蓄えればいいではないですか。年齢だけを考えて、焦って飛び出す必要はありません。「なるがまま」の状態をやり抜くからこそ、時間はかかっても、いずれ「ありのまま」の力を発揮することができると思うのです。

153

The Words to Adjust the
Autonomic Nervous System

若いころに
やり残したことを、
いまはじめる

「もし若いころに戻ることができたなら」

年を重ねていくと、誰しもそんな思いにとらわれることがあります。そんなとき、人は激しい後悔の念にかられるものです。でも、後悔という感情は、なるべくなら減らしたいものですよね。そこで、そんな思いにとらわれたときは、一度すべての思いを書き出してみましょう。

「若いころにこんなことがしたかった」

そんな心残りに思っていることをすべてノートに書き出してみるのです。すると、その過程で様々な記憶がよみがえってきて、書き出すにつれ「当時は生きていくために全力でがんばっていたのだし、やりたいことなんてできなかったんだ」というように気持ちが落ち着いてくるはずです。

「自分が歩んだ人生はそんなに捨てたものではなかったのかもしれない」

きっとそう思えるようになるはず。

そして、そこまで掘り下げたうえで、あらためて「いまやりたいこと」を書き出すのです。

さらに、書き出したらそれをいまからやってみることです。

なにごとも遅過ぎることはありません。世界中を旅行する、語学をはじめる、山に登ってみる……。年を重ねたゆえに、目的を絞り込むこともできるはずです。目的を絞れば、実現の可能性が高まります。どんなことでも可能なのです。いまからぜひ新しいことに挑戦しましょう。若いころよりも、きっと心がときめいている自分に気づくはずです。

154

「なんとなく」感じる予感や、直感を信じる

あなたには「ふと感じたこと」に従って、ものごとがうまくいった経験はありますか？　あるいは、「なんとなく」嫌な予感がして避けた行動が正しかったこともあるかもしれません。

このようなとき、人には無意識の力が働いています。無意識の領域は、これから科学的に解明されていくであろうホットなテーマです。

「なんとなく」感じる予感や直感は、たいていの場合はあたっているもの。なぜでしょうか？

それは、これまでの膨大な記憶と行動の積み重ねによってつくられた経験知に照らし合わせて、「なんかおかしい」「これはきっとうまくいく」などと感じるからです。つまり、あてずっぽうではなく、経験や体験に根ざした力だということ。

このような無意識への扉を開いていると、人生はより面白く魅力的に展開します。頭で考えた答えと無意識からの声は往々にして違う場合が多く、無意識に従って生きると、行動が根本的に変わっていきます。そのためには、やはりここまでお伝えしてきたように毎日の生活のなかで自律神経のバランスを整え、正しく穏やかに過ごしていくことが大切です。怒ったり悪口をいったり、ネガティブなことを考えたりしていると、無意識の世界がどんどんネガティブな状態へと近づいていってしまいます。

毎日の正しい思考と行動の積み重ねが、あなたの無意識の力をよい方向へ導いていきます。

そして予感や直感というかたちで、「人生がうまくいく」方法を、あなたの体が教えてくれるのです。

155

The Words to Adjust the Autonomic Nervous System

自然の声に耳を澄まそう

自律神経のバランスを整え、健康に過ごすための様々な方法をご紹介してきましたが、実は自律神経の働きをもっともっとよくするきっかけは、わたしたちのすぐそばにあります。それは「自然」です。

一度本書を置いて、あなたのまわりの自然の声に耳を澄ませてみてください。風のそよぎや木々のざわめき、鳥や虫が鳴く声や雨が滴り落ちる音など、様々な音に満ちあふれていることでしょう。

目でも楽しんで、匂いも嗅いで感じてみてください。たったそれだけのことが、あなたの副交感神経を活性化し、静かに調子が整っていきます。

人間は、自然の一部なのです。

でも、忙しい毎日を送るわたしたちはそのことを忘れ、目の前のことに振り回されて生きています。そして、疲れやストレスでどうしようもなくなったときにはじめて、それを癒やす方法をあくせくと探しはじめるのです。

でも、それはあなたのまわりに、いつもあなたのそばにありました。

今日からぜひ、自然の声に耳を澄まし過ごしてみてください。疲れたときは、いつでも空を見上げましょう。イライラしたときはすぐにその場を離れて、全身で風のそよぎを感じてみてください。

豊かで大いなる自然の力が、あなたの人生をきっとよい方向へと導いてくれるはずです。

Chapter 5

「免疫力」を高める最強習慣

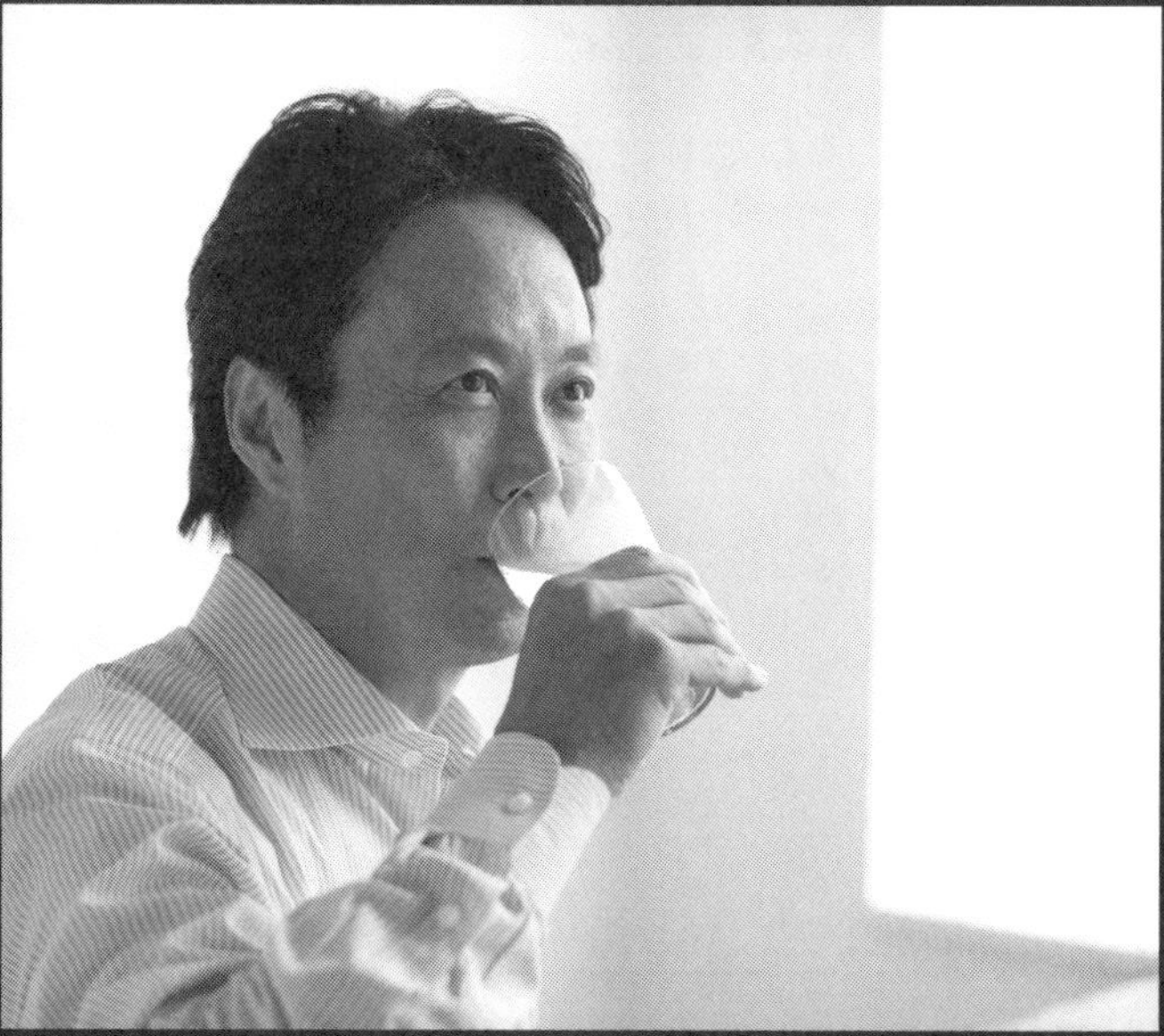

156

The Words to Adjust the Autonomic Nervous System

疲れがたまるのは、環境をコントロールできないから

疲れをためないで生きている人は、世の中にほとんどいません。一見自由に生きているように見える人でも、心や体のどこかに、小さな疲れやストレスを抱えています。

すぐに病気につながるわけではないので、「なんとなく疲れているけどたいしたことはないだろう」と、油断してやり過ごしてしまいます。

でも、そんな小さな疲れが少しずつ積み重なって、心や体を蝕んでいきます。そうして自分では手がつけられない状態になってから、病院に駆け込む患者さんをこれまでたくさん見てきました。

それほどまでに疲れをため込んでしまうのは、なぜでしょうか？ それは、「自分でコントロールできないから」です。

終わりのない家事、子育てや介護の疲れ。上司や友人のちょっとしたひとこと……。繰り返し述べてきたように、他人の言動やまわりの環境は、コントロールがききません。だから、そこから生じるストレスはどんどん蓄積されてしまうのです。

それでも、あなたにはできることがあります。疲れやストレスを感じたとき、それをしっかり自覚し、疲れをその都度「リセット」すること。

対症療法のようですが、違います。疲れをためないためには、自分が唯一コントロールできるもの——つまり、自分自身に働きかけて生きる姿勢がもっとも大切なのです。

157

The Words to Adjust the Autonomic Nervous System

疲れの原因は忙しさではなく、自由な時間がないこと

医師として、多くの疲れた患者さんを診ていると、ある共通した言葉を口にされます。それは、「忙しい」。

「ここのところずっと忙しくて……」
「寝る暇もないほど仕事が忙しかったんです」

つまり、「忙しかった、だから疲れた」というわけですね。

たしかに、それは本当のことなのでしょう。しかし、その裏には真の原因が隠されています。「忙しい」がために、自分が自由にできる時間をほとんど過ごせていない。それが、疲れの本当の原因だとわたしは見ています。

育児ならどうしても子どものペースになるし、仕事なら納期や得意先の都合が優先されます。家事なら「手を抜けない」、仕事なら「失敗できない」というプレッシャーもあるでしょう。そんな不自由さに加えて、ハラスメントなどが降りかかれば、あっという間に心身を壊してしまうのも無理はありません。

つまり、他人のペースで自分の生活を動かされるのが、疲れの本当の原因なのです。

逆にいえば、自分が思いどおりにできる時間を、生活のなかに少しでも増やしていくことが、疲れを取るためには大切な姿勢になります。

158

The Words to Adjust the Autonomic Nervous System

「疲れているのに眠れない」は、かなり危険な状態

疲れは自分ではなかなか自覚できないもの。そのため、気づかないうちにどんどん蓄積していきます。「最近疲れているからなんとか立て直そう」と自覚できている人は、まだいいほうでしょう。

危ないのは、疲れを自覚できていない状態。これには、「ああ疲れた」と四六時中いっている人も含みます。なぜなら、それは疲れを自覚しているようでいて、「疲れた」と口に出し、むしろ疲れから目を逸らしているに等しいからです。

そこで、疲れを自覚するための、簡単な判断基準を紹介しましょう。

それは、「眠れる」かどうか。

翌日に大切な用事を控えているのに寝つけなかったり、クタクタなのに眠れずスマートフォンを見てしまったりするのは、かなり疲弊している証拠です。ストレスによって確実に自律神経が乱れていて、放置していれば、早晩倒れてしまっても不思議ではない状態といえます。

人間は水さえあれば数日は生きられますが、眠らなければ、たとえ数日生き延びても、必ず精神に何かしらの異常が現れます。

もし、あなたが「疲れているのに眠れない」のなら、かなり危険な状態に陥っているのです。

159

The Words to Adjust the
Autonomic Nervous System

「主体的に取り組む」と、感じる疲れはまったく変わる

疲れをためないために、「自分が自由にできる時間」をどのように増やせばいいのでしょうか？

その答えはシンプルで、どんなことにも「主体的に取り組む」姿勢を持つことです。

「それができないから疲れているんだ」と思われるかもしれませんが……、考え方次第でどんなことも主体的に取り組めます。

たとえば、シンクにたまっているお皿を洗うのはどうでしょう。パートナーに「少しは自分で洗ってよ」といわれる前に、自ら洗うことはできるはずですよね。

「疲れているのに、そこで皿洗い？」と感じるかもしれませんが、洗わないから疲れるのです。汚れたシンクは見るだけで心を疲れさせ、洗わないから文句をいわれて、さらに疲れるわけです。

そうなる前に、思い切って洗ってみる。すると、驚くほど気分がすっきりして、疲れが少し減っている自分に気づくはずです。なにを隠そう、わたし自身、乱れた気持ちを整えるために毎日やっている習慣が皿洗いなのです。大きな疲れに対処するのも、基本的には同じです。コツは作業を小分けにして、一つひとつ主体的に行うことです。

「うるさくいわれるから」「つき合いで仕方ないから」という取り組み方を、「やりたい」「よろこんでもらいたい」という自分発信なものへと変えていく。

すると、受けるストレスの質がまったく変わって、感じる疲れが減っていきます。

160

The Words to Adjust the
Autonomic Nervous System

疲れは、質のいい血液が回収してくれる

イタリアの生物学者エヴァ・ビアンコニらの研究（2013年）によると、わたしたちの体には、約37兆2000億個もの細胞があるといわれています。

この細胞の一つひとつに、質のいい血液がたっぷりと流れている。これが、わたしが考える「健康」の定義です。

血液には、大きくふたつの役割があります。ひとつは、全身の細胞に栄養や酸素、免疫細胞（白血球）を送り届けること。

そしてふたつめは、老廃物や疲労物質を回収することです。つまり、疲れは、血液が回収してくれるわけですね。

そして、その血液の流れを支えているのが、まさに自律神経です。血液は心臓が全身へと送り出しますが、そのための筋肉や、全身の血管の拡張・収縮の働きなどを担っているのが自律神経なのです。

つまり、この自律神経のバランス（働き）を整えると、質のいい血液を全身に行き渡らせることができます。そして、その結果、あらゆる疲れと病気を予防できるという仕組みです。

自律神経に働きかけるのが、健康にとってなにより重要なアプローチといえるゆえんです。

161

The Words to Adjust the Autonomic Nervous System

65歳以上は、30歳以下に比べて毛細血管が40％減る

自律神経のバランスが理想的な状態でも、血流そのものは加齢とともに滞りやすくなります。

ここで、押さえておきたい事実があります。わたしたちの体にある血管は、実にその99％が毛細血管です。しかし、毛細血管は65歳以上になると、30歳以下の人に比べて、その数がなんと40％も減ってしまうことがリエージュ大学病院の研究によってあきらかになりました。

健康管理に気を配っていても自然に40％が失われるわけですから、自律神経が乱れるような生活をしていれば、なおさら酸素や栄養を全身に十分運べなくなり、危険な症状を引き起こしやすくなります。

しかも、毛細血管は、アルツハイマー病の原因物質である「アミロイドβ」の排出も担うため、認知症の症状を進行させる可能性も高まります。

「加齢によって失われるのなら、なにをしても同じでは？」

そう思う人もいるかもしれませんが、自律神経のバランスをよくすると、毛細血管が失われた箇所が刺激を受け、再び毛細血管がつくり出されることがわかっています。

自律神経の働きを少しでも理想的な状態に近づけられれば、毛細血管の数を増やせる可能性も高まっていきます。

162

The Words to Adjust the
Autonomic Nervous System

自律神経のレベルは、10年で15%ずつ低下する

年を取ると、これまで過ごした月日を思って懐かしくなったり、逆に後悔したりすることが増えるものです。これは、長年生きてきたそれぞれの記憶や思い出が、よいものも悪いものも、心のなかにたくさん積み重なっているからでしょう。

でも、過去を思って幸せな気分になれるならいいのですが、後悔ばかりしているとなると、いまこの瞬間の人生は楽しめません。

実は、わたしの研究チームが解析したデータによると、自律神経のレベルは10年で15％ずつ低下することがわかりました。

つまり、なにもしなくても、自律神経の働きは低下していくということ。それなのに、後悔や嫉妬などの気持ちにとらわれて、体にさらに悪い影響を及ぼしていてはいけません。

年を取ると、食事や運動に気を遣う人が増えます。しかし、わたしはそれと同じように、年々衰えていく自律神経についてもきちんとしたケアをすることが大切だと考えています。

若いときのように自律神経のレベルを向上させることまではできなくても、若いとき以上に、自律神経のバランスを整えることは、誰にでもできることなのです。

163

The Words to Adjust the Autonomic Nervous System

いい疲れと悪い疲れがある

わたしたち現代人は、なにもしなくても交感神経が優位になりがちな、刺激が多い社会に生きています。

ただ、交感神経が高まることがすべて悪いというわけでもありません。たとえば、楽しさでワクワクしたり、映画やスポーツを観て興奮したり、心から感動したりすると、それが「いい疲れ」となって、わたしたちに刺激を与えてくれます。

逆に、ストレスや不摂生が積み重なると、「悪い疲れ」となって蓄積されます。交感神経が無用に刺激され続けることで、いつもイライラしていたり、突然キレやすくなったりして、副交感神経の働きがどんどん鈍くなっていきます。

また、注意したいのは、副交感神経だけが高いのもよくないということです。リラックスすることは必要ですが、あまりぼんやりし過ぎると「やる気」が起きずに、かえって血流が乱れて、結果的に不健康になってしまうからです。

大切なのは、交感神経と副交感神経のどちらかが優位になるのではなく、1対1のバランスで働くことです。

そして、話は戻りますが、よく副交感神経を優位にするのがいいといわれるのは、わたしたちは放っておいても交感神経が優位になり過ぎる社会に生きているからなのです。

164

The Words to Adjust the Autonomic Nervous System

疲れるのはあたりまえ。
でも、「疲れが取れない」
ことはない

副交感神経の働きが低下しはじめるのは、男性は30歳、女性は40歳になるころといわれています（25ページ参照）。

ただでさえ交感神経が優位になりがちな社会において、年齢とともに副交感神経の働きまで落ちていくわけです。

「今日もなんだか疲れるな」

「体がだるくて、なにをするにも面倒だな……」

そう感じるのは、気のせいなどではなく年のせいなのです。

だからといって、わたしは「疲れが取れない」ことはないと考えています。どうすればいいか？

要は、副交感神経の働きを高める工夫を、ふだんの生活のなかに取り入れていけばいいのです。そうすれば、たとえ疲れたとしても早めにリカバーできて、余計な疲れがたまるのを防げます。

具体的な方法は、食事の仕方や日々の運動（ストレッチ）をはじめ、このあとにもたっぷりと紹介しますが、ここではぜひ、「疲れが取れないことはない」と心に刻んでください。

「疲れた」といってごまかしていても、いつまでも疲れは取れないのですから。

165

生きる力とは細胞の生命力

35ページで述べたように、健康とは「体の細胞のすみずみまで質のいい血液が流れている」状態です。

全身の血流がよくなると、「細胞の生命力」が強くなります。それによって、免疫力が高まり、若さや元気の源になっていきます。

生きる力とは、「細胞の生命力」なのです。

だからこそ、いまこそ自律神経に目を向け、それを理想的なバランスに保つ必要があります。なかでも、疲れや加齢で下がった副交感神経の働きを高めていくことが大切になります。

そこで、次項より、副交感神経の働きを正常にしてくれる「食事」の方法を具体的に紹介します。

なぜ、食事なのか？

それは、食事によって「腸内環境」を改善することができるからです。

腸内環境がよくなると、食事から得た栄養たっぷりの血液を、全身に行き渡らせることができます。加えて、腸のぜんどう運動（消化した食べ物を体外へ排出するために腸が収縮する働き）が活発化し、副交感神経の働きが高まります。

生きる力を高める鍵を握るもの、それがきちんと整った「腸内環境」なのです。

166

The Words to Adjust the
Autonomic Nervous System

朝食は金

「時計遺伝子」という言葉を聞いたことがありますか？　時計遺伝子は細胞の各所にあり、ほぼ24時間周期で、ホルモンのスムーズな分泌や新陳代謝を管理しています。いわゆる「体内時計（サーカディアンリズム）」というもので、時計遺伝子は自律神経を整える役割も担っています。

しかし、現代人はこの時計遺伝子がかなり乱れています。ストレスや不規則な睡眠リズム、食事の時間や回数もばらばらで、体内時計が一定の周期からずれているのです。

しかも、もともと体内時計は24時間周期より少し長く、規則正しい生活をしていてもずれる性質があるのでなおさらです。

そこで、時計遺伝子を正常に働かせ活性化させる簡単な方法ですが、それは朝食を摂ること。「栄養バランスのいいもの」を、「ゆっくり楽しみながら」「しっかり量を食べる」ことで、ずれが修正されていきます。

ゆっくり食べると、自律神経のバランスが整うだけでなく、1日のはじまりに余裕を生み出す効果もあります。ゆっくりといっても、15分程度で十分。

慌ただしく家を飛び出して交感神経が高まっている状態では、まともな仕事や作業はできません。

フランスでは、「朝食は金、昼食は銀、夕食は銅」といわれます。朝食をきちんと摂ると、疲れていた心身の状態は劇的に改善されるでしょう。

167

The Words to Adjust the
Autonomic Nervous System

朝4：昼2：夕4

1日3回の食事で大切なのは、量と時間帯です。まず、1日2回しか食事をしない人は（朝食抜きの人が多いかもしれません）、とにかく3食をしっかり食べるようにしましょう。

食事をすると腸が動きはじめ、体温が上がり、丁寧に咀嚼することで脳が刺激されます。つまり、食事には栄養摂取のほかに、腸への刺激という意味があります。1日2回では、腸への刺激が少な過ぎるのです。

量については、3食の配分が重要。理想的な配分は、朝4：昼2：夕4で、難しいときは、朝4：昼3：夕3でも構いません。

とにかく朝食をしっかりと食べて、1日をはじめるエネルギーと、理想的な自律神経のバランスを手に入れることが重要です。

ダイエットで朝食を抜く人もいますが、朝食をしっかり摂っても代謝するので問題ありません。

もちろん、なんの運動もせず3食を食べ過ぎていては太るだけですが、朝にしっかり食べなければ、結局は昼や夜に量を多く食べてしまい、肥満解消の観点からもよくありません。

そして、夕食は午後9時までに済ませること。このかたちで良質な食生活を続けていれば、3カ月後には体の状態がかなりよくなっているのを実感できるはずです。

168

The Words to Adjust the Autonomic Nervous System

腸内環境をよくするだけで、人生は変わる

腸内環境がよくなれば自律神経が安定し、腸内環境が悪くなれば自律神経もダメになる。それほど、このふたつは密接に連動しています。

とくに、腸内環境は副交感神経の働きに大きく関与しています。交感神経が優位になりがちな現代人が自律神経のバランスを取るには、食事から腸内環境を整えることで、副交感神経の働きを高めるのがもっとも近道です。

ただし、副交感神経ばかりを高めていても、腸内環境が悪化して便秘になってしまいます。肥満の人の多くは、交感神経、副交感神経ともに働きが低くなっています。あくまでも、自律神経はバランスが大事なのです。

近年の研究では、体全体の免疫細胞の約7割が、腸に集中していることがあきらかになりました。つまり、腸は栄養素を取り入れて毒素を排出するだけでなく、免疫をコントロールする人体最大の器官でもあるのです。

腸壁の内側にある免疫細胞は、腸内はもちろん、血流に乗って体内のいたるところで有害なものから体を防御します。

腸が整えば、便秘や下痢はもとより、風邪やインフルエンザなどにもかかりにくくなり、有害物質の発生を抑えられて、がんになる可能性も低くなります。

もちろん、肌がきれいになるなど、体のなかの美しさが外にも現れます。

腸内環境をよくするだけで、あなたの人生は本当に変わるのです。

善玉菌2割、悪玉菌1割、日和見菌7割

腸内環境を整えるには、「腸内細菌」のバランスをよくすることが不可欠です。

実は、腸内には1・5キロという驚くほどの量の腸内細菌が存在しています。いわゆる善玉菌や悪玉菌といわれるもので、前者は消化・吸収をうながし、免疫機能を高めます。後者は、毒素を発生させたり、腸内に炎症を引き起こしたりします。

加えて、腸には、状態によって善悪どちらにも変わる「日和見菌」が存在します。腸の状態がいい人は、日和見菌が悪玉菌に転じておらず、いいバランスで保たれているのです。

理想のバランスは、善玉菌2割、悪玉菌1割、日和見菌7割。

でも悪玉菌が増えると、便秘や下痢をはじめ、腸に悪い症状が引き起こされます。なにより消化・吸収が悪くなると、腸で排出できなかった毒素が血液を汚し、汚れた血液が全身を巡ります。

そうして、様々な症状を引き起こして、体がどんどん疲れていくわけです。

善玉菌ばかりを増やすのがいいわけではありませんが、現代人の多くは悪玉菌が優位なので、やはり毎日の食事で善玉菌を増やすことが大切です。

次項では、善玉菌の増やし方を具体的に紹介します。

170

The Words to Adjust the
Autonomic Nervous System

自分に合った
発酵食品を習慣化。
善玉菌を活性化させる

腸内の善玉菌を増やすには、なんといっても発酵食品が有効です。代表的なものは、納豆、味噌、ヨーグルト、チーズなど。ほかにも、しょうゆ、かつお節、酢、キムチ、ピクルスなど、調味料やおつまみにも発酵食品があります。

発酵食品がいいのは、善玉菌を増やすだけでなく、そもそも消化・吸収に優れているから。乳酸菌、麹菌、納豆菌といった微生物の力を借りて、食品に含まれる糖質がすでに分解されているのです。

ただし、発酵食品に含まれる善玉菌は生命力が弱く、多くは便として排出されます。だからこそ、毎日食べる習慣が大切なのです。健康にいいからと単発的にヨーグルトを食べていても、継続しなければあまり効果はありません。

そこでわたしは、量よりも、長く続けるためにたくさんの種類の発酵食品を食べることを推奨しています。体は人それぞれ。嫌いな納豆を無理して食べていても、腸にストレスがかかって本末転倒ですからね。

自分が「これを食べたら調子がいい」と感じる発酵食品を見つけて、無理なく毎日続ける。すると、善玉菌をつねに活性化させることができます。

わたしも、味噌汁やヨーグルトに加えて、数種類の発酵食品を毎日意識して食べています。

171

The Words to Adjust the Autonomic Nervous System

ヨーグルト習慣は、自分に合ったものを1日200グラム

朝にヨーグルトを食べることを習慣にしている人も多いと思いますが、実はヨーグルトは商品によって菌が違うのを知っていますか？

大きく分けると、「乳酸菌系」と「ビフィズス菌系」となり、前者はおもに小腸で働き、後者はおもに大腸で働きます。

ほかにも、店頭に並ぶヨーグルトには、O-157やピロリ菌などの感染予防、アレルギー症状の改善など、様々な機能を加えた商品があります。あまりに種類が多く、いったいどれを食べればいいのか迷うことでしょう。

そこで、まず同じヨーグルトを1～2週間食べてみてください。そのうえで便の状態をチェックし、バナナ状の理想的な便が出たり、嫌な匂いがなくなったりしたら、腸内環境が整ってきた証拠です。ぜひそのまま続けてください。

でも、便に変化がないなら、せっかくのヨーグルト（菌）が体の状態に合っていない可能性があります。別のヨーグルトを試して、自分に合ったものを探しましょう。

また、食べ過ぎはよくありません。1日200グラムを目安に、毎日続けることを意識してください。

善玉菌を育てる豊富な食物繊維で、腸をきれいに掃除

発酵食品をたくさん摂って善玉菌を増やしたとしても、それらが腸のなかで育たなければ、便とともに排出されてしまいます。

そこで、腸内環境を整えるには、なんといっても「食物繊維」の摂取が大切です。食物繊維は善玉菌のエサになってくれるので、ぜひ積極的に摂ることをおすすめします。

そのためには、野菜はもとより、果物や海藻、きのこ類を毎日の食事に取り入れましょう。

たとえば、朝食の味噌汁にわかめやきのこ類を入れる工夫をしたり、同じヨーグルトを食べるにしても、果物やドライフルーツにかけて食べたりするといいでしょう。ほんのひと手間かけるだけで、腸内をきれいに掃除できます。

もし便秘がちならば、不溶性食物繊維（バナナ、ごぼう、きのこ類、枝豆、たけのこなど）を避け、下痢気味であれば水溶性食物繊維（昆布、わかめ、里いもなど）を避けたほうがいいかもしれません。

ただし、あまり神経質になる必要もありません。

それよりも、まずは毎日の食事で食物繊維をたっぷり摂りながら、理想的な腸をつくることを心がけましょう。

173

The Words to Adjust the Autonomic Nervous System

いつもの朝食に、スプーン1杯の亜麻仁油を

最近は健康志向の高まりから、上質な油の摂取をすすめる声も広まっています。油脂はカロリーが高いイメージがありますが、便の潤滑油になって腸内環境を整えてくれるので、適量であるなら積極的に摂りたいもののひとつです。

そこで、朝食にスプーン1杯分、オレイン酸を含むオリーブオイルや亜麻仁油を取り入れてみてはいかがでしょう。サラダにかけるだけで無理なく摂れて、ポリフェノールなどの抗酸化物質が、悪玉コレステロールを減らしてくれます。

わたしも、朝にスプーン1杯の亜麻仁油などを摂るのを習慣にしています。朝なら代謝もいいので、油脂を摂っても問題ありません。

注意点は、酸化した油脂やトランス脂肪酸を避けることです。加熱されて酸化した油脂は、体内で悪玉コレステロールを増やしてしまいます。

また、朝食に摂りがちなマーガリンなどの加工油脂も要注意です。要するに、あくまで上質な油であることがポイントです。

あまり神経質になり過ぎる必要はありませんが、オリーブオイルも、できれば加熱処理されていないエキストラバージンオイルがいいでしょう。

174

The Words to Adjust the Autonomic Nervous System

細胞がサビつく「酸化」と、コゲつく「糖化」で老化する

ある物質が酸素と反応すると、水素を失って「酸化」します。これは人間の体も同じです。呼吸によって取り込んだ酸素の一部は、体内で「活性酸素」となり細胞を傷つけます。体内には、活性酸素を処理する抗酸化酵素もありますが、加齢とともに減っていきます。しかも、現代人は酸化した食品を食べることが多く、喫煙をする人もいます。

また、環境面でも年々紫外線が強くなっていて、酸化を進める一因になっています。体が酸化する条件が揃うなかで、どんどん老化のスピードが増しているのです。

老化のもうひとつの原因は、「糖化」です。糖化は、文字どおり、糖質の摂り過ぎがもたらすもの。酸化は、オリーブオイルなどの抗酸化食品を摂るなどして、ある程度は緩和できます。しかし、糖化はひとたび細胞に起これればもとに戻りません。過度に摂った糖質が体内で分解できずに余ってしまうと、血液中のタンパク質とともに加熱され、「AGE（終末糖化産物）」と呼ばれる強い毒性を持つ物質に変わります。これが体のなかだけでなく、見た目にもわかる老化を引き起こしていくのです。

酸化は細胞がサビつき、糖化は細胞がコゲつくともいえます。健康な体を維持したいなら、やはり食べ物に気をつけることがとても大切です。

175

The Words to Adjust the
Autonomic Nervous System

ビタミンA、C、E
などを含む、
「抗酸化食品」を摂る

体の酸化を防いで、細胞がサビつかないようにするには、ふだんの食事に、「抗酸化食品」を積極的に取り入れましょう。

まず代表的な抗酸化成分としては、赤ワインに含まれるポリフェノールがよく知られています。

ほかには、アントシアニンやイソフラボンなどもあります。これらは柑橘類やベリー類、ナッツ類、玉ねぎや大豆製品に含まれます。飲み物では、コーヒーや緑茶、ココアにも豊富です。また、ビタミンA、C、Eを多く含む緑黄色野菜もいいでしょう。これらはおもに、ブロッコリーやトマト、赤ピーマンなどがあげられます。

これらを含んだ食事をふだんから意識して食べることで、体内で発生する活性酸素を少なくすることができます。

盲点は、運動です。

「健康のため」と張り切って体を動かすのはいいのですが、ハードな運動をすると活性酸素が発生してしまいます。なにごともやり過ぎはよくないのは、運動にもいえることです。

そこで、運動するときは前日に緑黄色野菜をたっぷり食べましょう。そして運動後は、柑橘類などでビタミンを補給してください。

176

The Words to Adjust the Autonomic Nervous System

ベジファーストで体のコゲつき防止

体の糖化を防ぐには、強い毒性を持つ「AGE」(379ページ参照)の値が高い食べ物を控えましょう。過度の糖質はいうに及ばず、揚げ物や焼き物などにも要注意。タンパク質を高温調理するとできるコゲが、同じように細胞をコゲつかせてしまうのです。

ただ、揚げ物や焼き物はおいしいし、食卓になければ寂しいのも事実……。そこで、ぜひ習慣にしてほしいおすすめの食べ方があります。それが、食物繊維を最大限に生かした食べ方です。

食物繊維は、糖化の原因となる食後の血糖値の急上昇をゆるやかにしてくれます。

ポイントは食べる順番にあります。まず野菜を先に食べ、それから肉や魚、最後に米やパンという順番で食べることで糖化を予防できるのです。よく野菜も一緒に食べろといわれますが、順番も大事なのです。

わたしはこの「ベジファースト」を意識し、さらに、揚げ物や焼き物には、レモン(柑橘類)の搾り汁や酢をかけて食べるようにしています。

そして、揚げ物や焼き物に偏らないように、肉や魚はなるべく煮たり、蒸したりすることも心がけています。

ちょっとした工夫で、おいしさや楽しい時間を犠牲にせずに、健康を維持できるのです。

177

The Words to Adjust the Autonomic Nervous System

「〜抜き」ダイエットは、腸にとってはただのストレス

279ページで述べましたが、腸は「第2の脳」と呼ばれるほど多くの神経細胞が集まり、精神的な影響を受けやすい臓器のひとつです。

また、脊髄や自律神経の働きとも密接に関わっています。

つまり、腸にとってもっともよくないのは、ストレスや過度な刺激によって腸内環境が乱されることといえるでしょう。

しかし、巷には健康を謳いながら、代用食品でがまんさせる「おいしくない」食事法や、「〜抜き」ダイエットが広まっています。これは自律神経の観点からするとよくありません。腸が精神的なダメージを受けると、副交感神経の働きが低下し、血流が滞って全身に悪影響を及ぼすからです。

「〜抜き」の食事制限が体に合っていればまだいいのですが、たいていの人は無理な食事制限をして、かえって腸にストレスを与えています。

自律神経を整えるには、やはり栄養バランスがよく、「おいしい」ものを楽しく食べるのがいちばんです。

自分の希望や理想の姿だけを拠り所にして、極端な食事法やダイエット法を、安易に取り入れないようにしてください。

178

食べているのに太らない人は、「間食」を活用している

プロのモデルや俳優のなかには、しっかり食べているのに太らない人がたくさんいます。もともと太りにくい体質の人もいますが、アスリートのように肉体を鍛えあげているわけでもないのに、なぜあまり太らないのでしょうか？

その秘密は、やはり腸にあります。実は、彼ら彼女らは栄養バランスのいい食事のほかに、上手に「間食」を活用していることが多いのです。

医学的に考えると、3食の合間にしばしば間食をすると、日中は腸がよく動いて副交感神経の働きが高まります。同時に、ぜんどう運動も活発になって、摂取した栄養素が脂肪になりにくいというわけです。

もちろん、夕方以降もだらだらと食べていては、逆に腸が休まらないので、あくまでエネルギーを消耗する日中に適度な間食をするのがポイント。甘いものやスナックではなく、ビタミンやミネラル、食物繊維が豊富なナッツ類やドライフルーツがおすすめです。

また意外にも、チョコレートは栄養が豊富な食品です。チョコレートが甘いのは「砂糖」によるもので、原材料になるカカオ豆にはほとんど甘みがありません。カカオ豆に含まれるカカオポリフェノールには抗酸化作用があり、血管を鍛えながら疲労回復にも役立ちます。

極端な食事制限をするくらいなら、3食をバランスよく食べて上手に間食を活用するほうが、健康で美しい体をキープできるでしょう。

179

The Words to Adjust the Autonomic Nervous System

1杯のホットコーヒー、1杯の温かい緑茶

わたしは、基本的にいつも常温か、温かい飲み物を飲むようにしています。なぜなら、体の冷えは想像以上に悪影響をもたらすからです。冷えによって血流が滞って、腸の機能が低下すると、相関する自律神経のバランスが乱れます。

そこで、わたしはホットコーヒーや温かい緑茶を多くの人にすすめています。

まず、コーヒーには末梢血管を拡張させる作用や抗酸化作用があり、血流をよくしてくれます。大腸のぜんどう運動もうながし、腸内環境がよくなって、全身に血液が流れやすくしてくれるのです。

ハーバード大学の研究によると、コーヒーには幸福感に関わる快楽物質であるセロトニンやドーパミンの分泌量を増やす作用があることも判明しました。適量のコーヒーには抗うつ効果まで見込まれるというわけですね。

緑茶については、「テアニン」というアミノ酸に注目しましょう。テアニンを摂ると、脳の「α波」が増加することがわかっており、α波が増えると副交感神経の働きが活性化して、末梢の血流が改善されます。

α波はリラックス状態を示すので、気分がふさいだりイライラしたりするときには、1杯の温かい緑茶が最適といえるでしょう。

日中の疲れたときにはホットコーヒーを、そして、寝る前は温かい緑茶を飲めば、自律神経が整っていきます。

180

The Words to Adjust the Autonomic Nervous System

夕食後は、3時間の「腸のゴールデンタイム」を確保

理由もないのに、朝起きると体がだるくて、頭もぼんやりしている……。そんなときは、前日の夕食から入眠までの時間を思い出してみてください。実は、睡眠の質が悪いときは、夕食後あまり時間を空けずに寝ている場合がとても多いのです。

食事をすると、食べること自体の刺激や、家族や友人と楽しい時間を過ごす刺激によって、交感神経の働きが高まります。そしてその後、食物の消化・吸収がはじまると、今度は副交感神経が優位になっていきます。

でも、食後すぐに寝てしまうと、交感神経が優位な状態のまま睡眠に入り、結果、睡眠の質が落ちて翌朝につらい状態へと陥ってしまうのです。

しかも、食事で上昇した血糖はそのまま脂肪になっていきます。むかしからいう「食べてすぐ寝ると牛になる」とは不作法を戒める言葉ですが、牛になる＝太る、という面もあるわけです。腸内環境も悪化して、健康にいいことはなにもありません。

先に、「夕食は午後9時までに済ませる」と述べましたが、これは夕食後に3時間を確保しながら、「睡眠のゴールデンタイム（午後10時から午前2時）」も得るためです。

翌朝にしつこい疲れを残さないためにも、夕食後3時間は「腸のゴールデンタイム」だと心得ましょう。

181

The Words to Adjust the Autonomic Nervous System

体が重いときは、週末のアーリーミールで腸をリカバー

「なんだか体がだるい」

「お腹が張っているようで重たい」

ふだんから食べ物に気をつけていても、腸の調子が悪いときはあるものです。つき合いの外食が続く時期もあるでしょうし、自分なりの食事のペースが崩れるときもあります。

そんなとき、わたしは週末だけの「アーリーミール」で、腸をリカバーしています。アーリーは「早い」、ミールは「食事」。つまり、「早めの食事」です。

やり方はとても簡単。週末の夕食時間を早めて、午後5時には食べ終えるようにするのです。先に、午後9時までに食べ終えることをおすすめしましたが、これをぐっと早くする日を意図的につくるわけです。

気をつけるのは、食べ終える時間です。食べる物にはそれほど気を遣いませんが、腸や体が重たいわけですから、必然的にあっさりした食事になるように心がけましょう。

本格的な断食に挑戦するのもいいのですが、断食を根性だけで行っても、ストレスがかかって健康にはよくありません。

それよりも、週末の夕食を早めに済ますだけなら、簡単にできるのではないでしょうか。

182

心身の負担が少ない3日間の軽め断食で、腸をリセット

腸を徹底的にきれいにして、悪玉菌を減らしたいとき、わたしは1日に限って断食をすることがあります。基本的に摂るのは水だけ。ただし、その日の体調に合わせて、味噌汁を飲むことを自分に許しています。いわば、自分なりの断食というわけです。

それでも、断食は慣れていなければハードルが高いかもしれません。そこでおすすめしたいのが、3日のあいだ軽い食事で済ます方法です。軽い食事といっても、あくまでなにかを食べるわけなので、1日ではなく3日間続けます。

メニューは、たとえば朝はバナナとヨーグルト。昼はサラダ。夜もサラダか、もしくはおかゆを食べます。これだと3食をきちんと食べているので空腹感はさほどひどくならず、生活リズムも乱れずに、ストレスなく続けられます。

先のアーリーミールを実践するなら、この3日間の「軽め断食」は、月に1回取り入れてみてもいいでしょう。腸内環境が整って、胃腸がとてもすっきりします。

そのため、ふだんの食事に戻したときに、これまで感じなかった重たいものに抵抗を感じるようになるかもしれません。

そうして暴飲暴食をしない、健康的な習慣と体質をつくることができるのです。

183

The Words to Adjust the Autonomic Nervous System

疲れている人は動いていない

いま多くの人が、慢性的な体の痛みやだるさ、重さなどを抱えて生きています。

「病院に行くほどではないけれど、毎日なんだかしんどくて……」

そんな疲労感にさいなまれている人の多くに共通するのが、「あまり動いていない」ということです。

もちろん、腸内環境の乱れやストレスなど、疲れの原因は複合的なものですし、コロナ禍の影響もあるのでしょう。しかし、わたしの経験上、疲れを抱えている人は、たいてい運動が不足しています。

281ページで述べたように、そもそも人間の体は、立って動くようにできています。立っているほうが姿勢はよくなって呼吸が深くなり、血流がスムーズになります。

でも、座ってばかりで血流が滞ってしまうと、自律神経が乱れて、不快症状やストレスを呼び込む悪循環に陥るわけです。

また、長時間座っていると、がんや糖尿病、心筋梗塞や狭心症のリスクも高まります。シドニー大学の研究によると、日本人は世界20カ国のなかで、もっとも長く座っている（1日420分）という結果もあるほどです。

疲れを遠ざけるためには、とにかく自発的に「動く」こと。1時間座ったら必ずストレッチをするなど、意識的に体を動かすことがあなたの健康を守ってくれます。

184

体の疲れを取る基本は、こまめに水を飲むこと

運動以外にも、わたしが体の疲れを取るために重視している習慣があります。それは呼吸と、「水を飲む」ことです。

成人男性の体は約60％が水分でできており、そのうちの約75％が細胞内に、約25％が血液やリンパ液に含まれています。そのため、水分が不足すると各部位で重要な化学反応を起こせず、体がうまく機能しなくなります。また、血液がどろどろになって全身の細胞に血液が行き渡らなくなり、自律神経のバランスが乱れます。

そこで、わたしは起床時にコップ1杯の水を飲み、帰宅後すぐと、風呂上がりにも同量の水を飲みます。とくに、起床時は「一気に飲む」のがポイント。すると、胃結腸反射が起こって腸が動きだし、1日を快調にはじめられます。

ほかにも常温の水を常備し、こまめに飲んでいます。この「こまめに飲む」のもポイントのひとつです。水を飲むこと自体が緊張をやわらげ、自律神経を整えてくれます。

また、63ページで述べたように、昼食後に眠くなるのは、食事で高まった交感神経が消化の際に下がり、逆に副交感神経が急激に高まるため。それを避けるには、昼食前に300～500ミリリットルの水をゆっくり飲んでください。すると、胃結腸反射が起きて腸が動き、あらかじめ副交感神経が高まった状態になります。

人間の体からは、1日に約2リットルもの水分が、汗や尿として排出されます。つまり、体の疲れを取るには、1日1～2リットルの水を、こまめに補給することが必要なのです。

185

The Words to Adjust the Autonomic Nervous System

毎朝1回 体重計に乗る

身近な健康管理の方法として、体温の測定を思い浮かべる人は多いでしょう。しかし、極端な低温や高熱ならいざ知らず、わずかな体温の高低が体調に与える影響は、実は容易に判断できない面があります。

そこで、簡単な基準として、体重の増減を目安にしてみてください。方法は、毎朝1回体重計に乗ることを続けるだけ。自分の理想の体重から、プラスマイナス2キロを目安に管理します。

もし、1週間前に比べて体重が2キロ以上増減していれば、食生活の乱れや運動不足、または、ストレスなどによって自律神経が乱れて内臓の働きが落ちていると考えられます。急激な体重の増減は、病気の早期発見に役立つとともに、生活習慣の変化を客観的に教えてくれます。

わたしも、自分の理想体重である65キロから2キロ以上増えたときは、すぐに昼食や夕食の量を減らして、体重を調整しています。朝食はたっぷり食べるのでストレスはなく、すぐに手を打つからこそ、楽に体重を管理できています。

毎日の増減にあまり神経質にならず、週単位もしくは月単位のゆるめの管理で構いません。毎朝1回体重計に乗って、健康のバロメーターにしてください。

186

The Words to Adjust the
Autonomic Nervous System

日本人は運動不足。30代はほとんど運動をしていない

「若いときはあれほど無茶をしていたのに、たいして疲れなかったな」

そう感じる人は多いはずです。これは、若いときも疲れなかったわけではなく、筋肉量が十分で、なにもせずとも自律神経のバランスがよかったので、疲れがたまらなかっただけのことです。

でも、年齢を重ねたら、規則正しい生活と運動によって、血流が滞らないようにしなければなりません。

日本人はあまり運動をしていないというデータ※があります。くわしく見ると、運動習慣があるのは男性37・8%、女性27・3%。でも、これは60代以上の人ががんばっている結果であり、50代では男性27・8%、女性21・3%と減ってしまいます。

さらに、男性の副交感神経が衰えはじめる30代にいたっては、男性18・9%、女性14・3%というありさまです。

血流をよくしなければ、質のいい血液を体のすみずみに送り届けることはできません。逆にいえば、運動さえしっかりすれば自律神経を整えられるし、年を取っても筋肉量を増やしたり維持したりできるということ。

わたしたちが健康のためにできるのは、まず「運動をする」ことだといっていいでしょう。

※厚生労働省「平成27年国民健康・栄養調査」

187

The Words to Adjust the
Autonomic Nervous System

休み時間や作業の合間に、少しでも体を動かす

「アクティブレスト」という考え方を知っていますか？　疲れたときに、体を休めるのではなく、むしろ体を軽く動かして、疲れを自発的に抜いていくことです。

昼食後、すぐ机に突っ伏して仮眠したり、帰宅したらソファーに直行したりしていると、血流が滞るばかりで疲れはいっこうに抜けません。

わたしたちがふだん感じる体の重さやだるさは、多くの場合、静脈の血流が悪くなって疲労物質が運ばれにくくなる、血液の「うっ滞」が原因です。

ですから、疲れたときこそ散歩したり、ストレッチをしたり、細かい用事をこなしたりするべきです。すると、全身の血流がよくなって、自律神経のバランスが整います。もちろん、気持ちもすっきりしていくでしょう。

先に、全身の細胞の一つひとつに質のいい血液がたっぷりと流れている状態が、わたしが考える「健康」の定義だと述べました。そして、「休む」という行為は、体を疲れさせないようにじっとするのではなく、あくまで「質のいい血液を体内に行き渡らせる」ことなのです。

そのために、休み時間や作業の合間に、少しでも体を動かすクセをつけましょう。次項からは、自律神経に働く「小林式自律神経ストレッチ」のエッセンスを紹介します。

188

The Words to Adjust the Autonomic Nervous System

【小林式自律神経ストレッチ①】背伸び&深呼吸で、全身をリフレッシュ

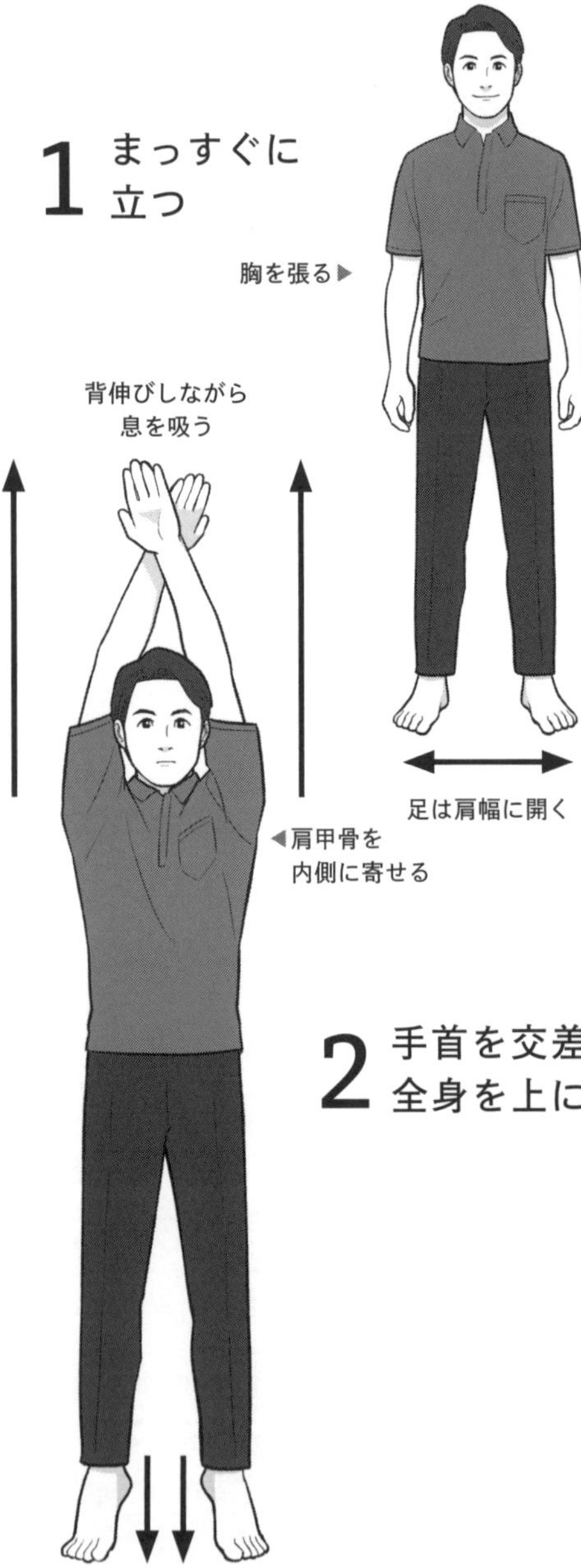
背伸びしながら息を吸う
肩甲骨を内側に寄せる
2 手首を交差して全身を上に伸ばす
伸ばすときにかかとを上げる

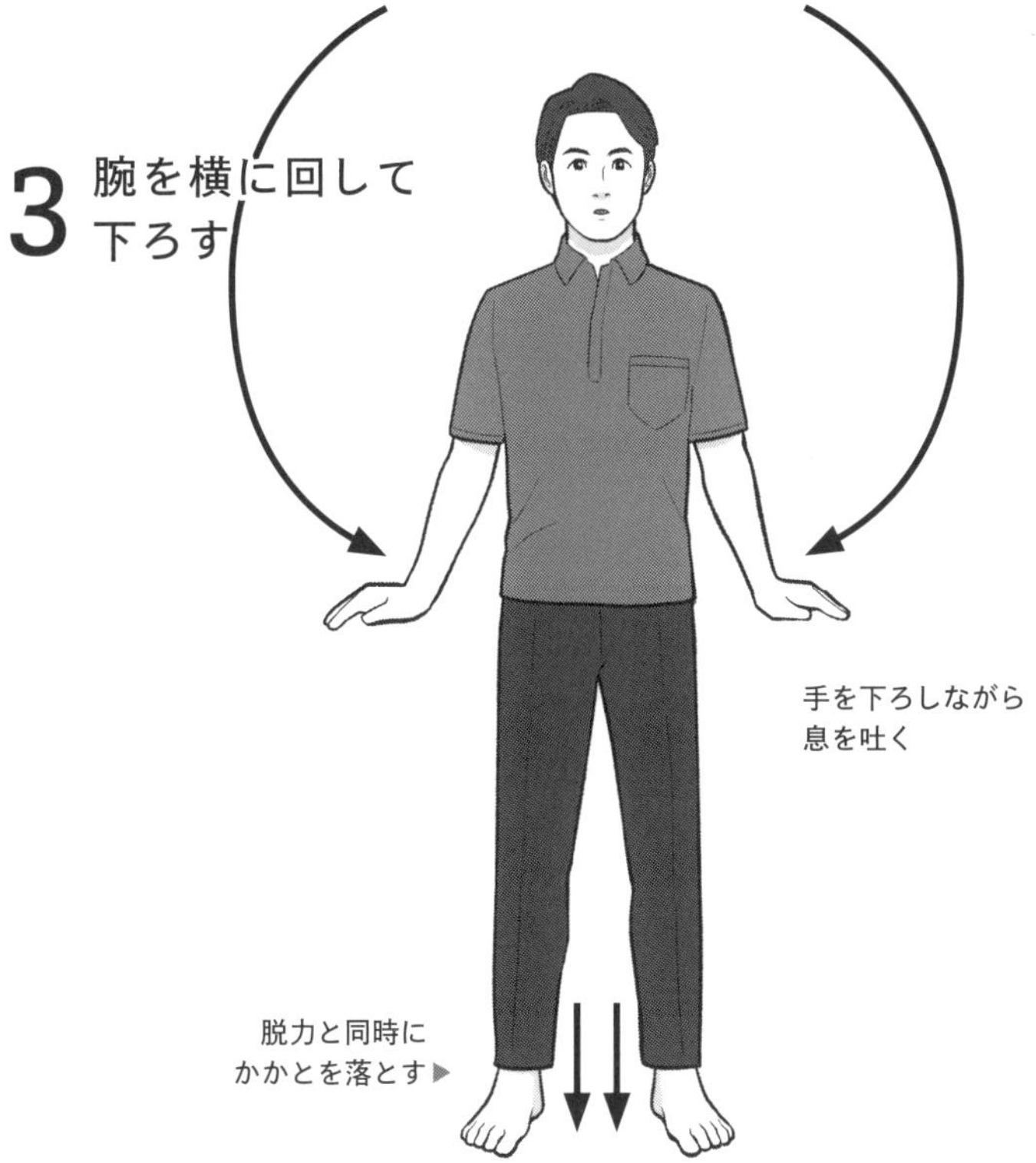

3 腕を横に回して下ろす
手を下ろしながら息を吐く
脱力と同時にかかとを落とす▶

頭の上で手首を交差させてロックし、つま先までの全身を連動させて伸ばします。

手がばらばらにならないように、ひじが曲がらないように注意。

手のひらを外側にして、手を途中で脱力して下ろします。全身のリフレッシュとともに、二の腕が引き締まります。

肩甲骨周辺の筋肉がほぐされて、肩こりも緩和されます。交感神経が高まると首や肩まわりの血管が収縮し、筋肉が緊張して肩こりに。筋肉のこりをほぐすと、副交感神経が優位になります。

3回を目安に行いましょう。

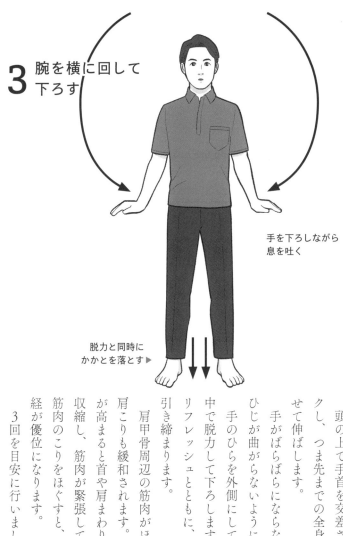

189

The Words to Adjust the Autonomic Nervous System

【小林式自律神経ストレッチ②】

不快な便秘を改善するには、体をねじってジャンプ！

1 まっすぐに立つ

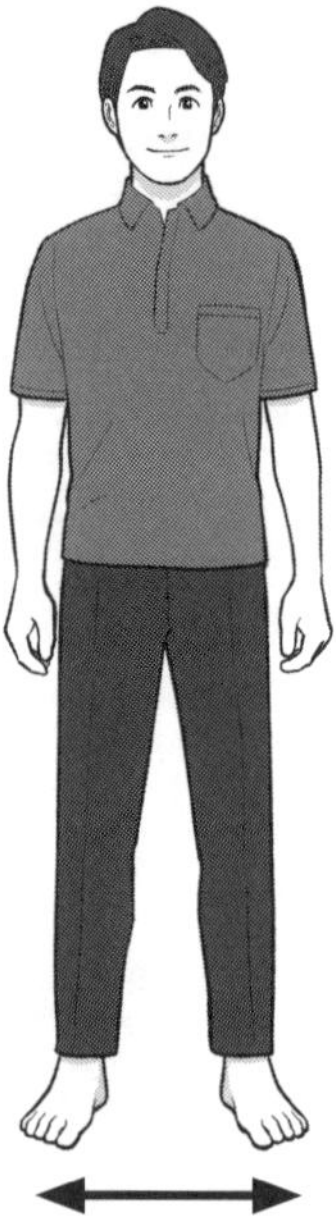

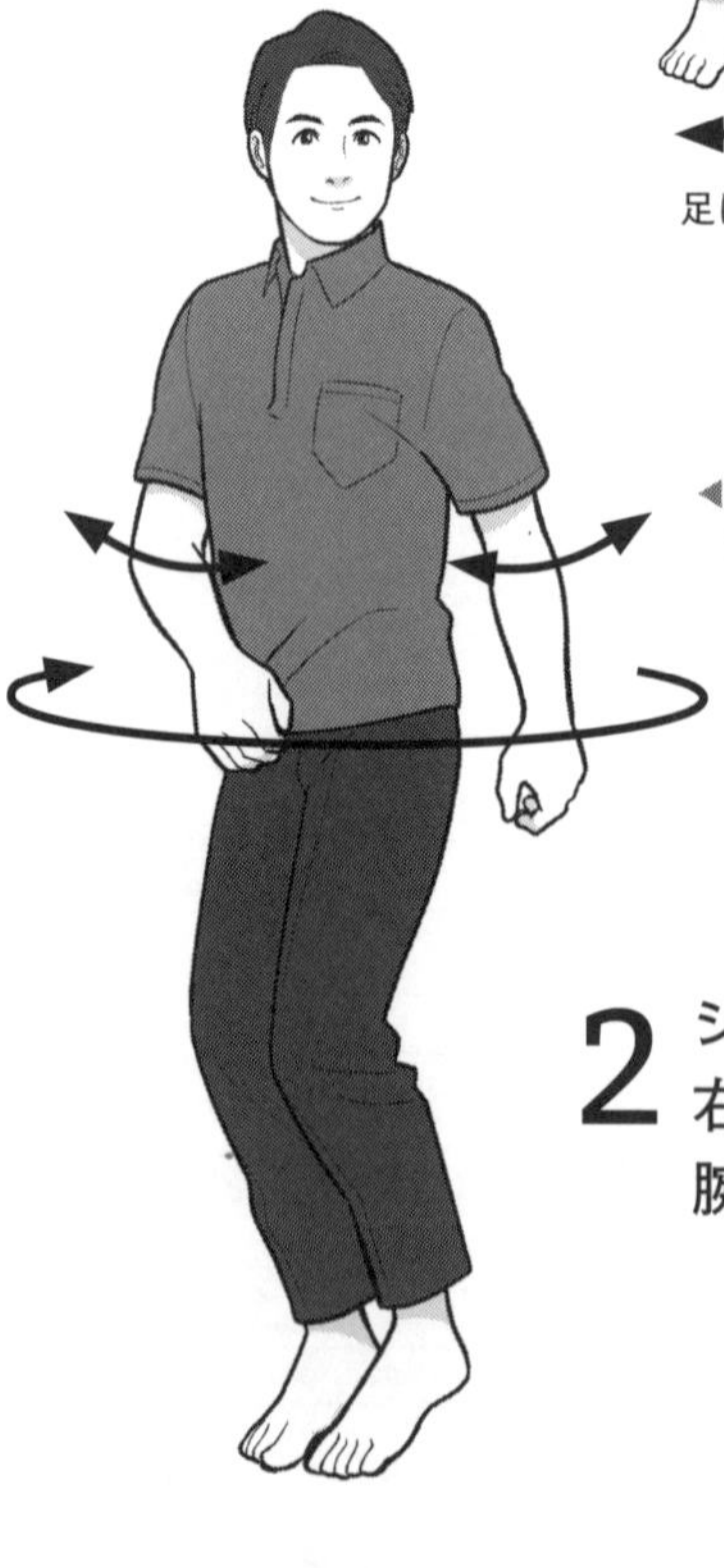

2 ジャンプしながら右に体をねじって腕を前後に振る

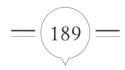

3 ジャンプしながら左に体をねじって腕を前後に振る

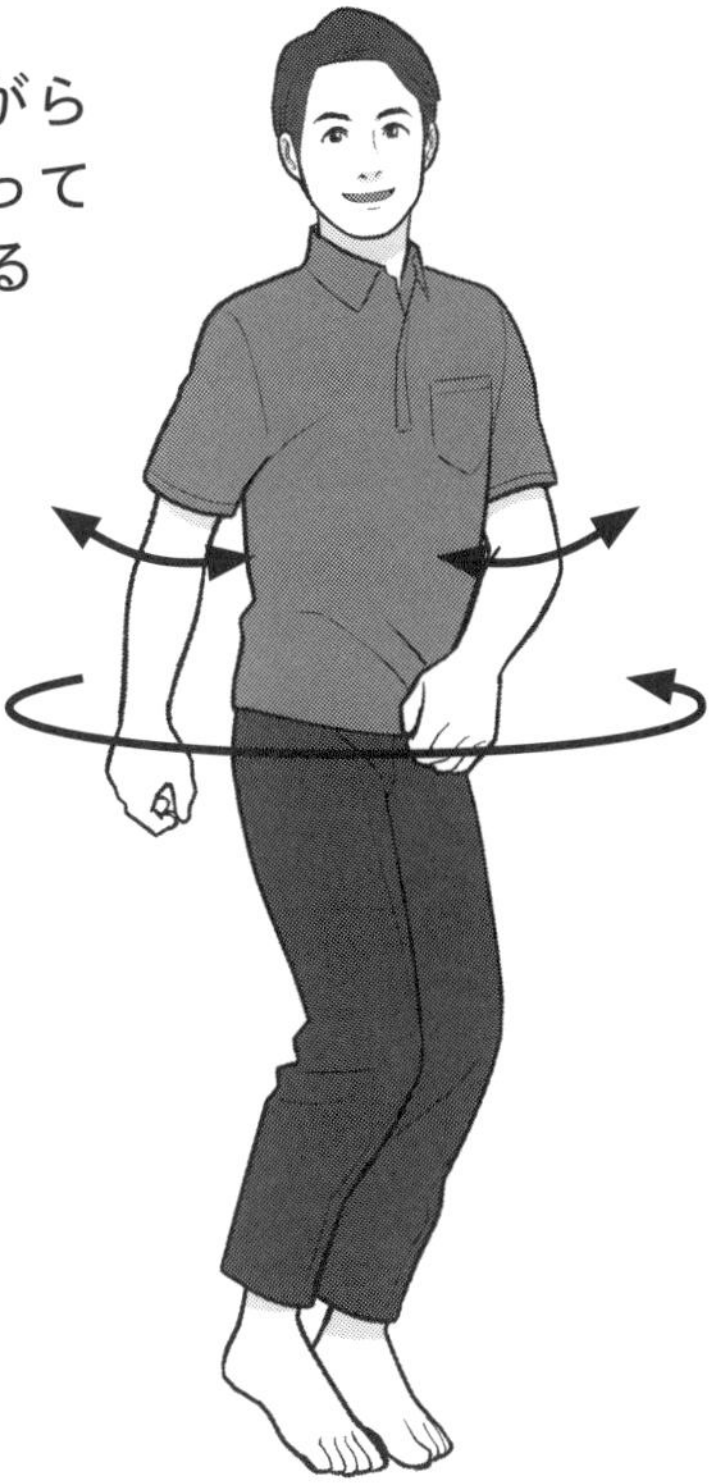

体の力を抜いてジャンプしながら、同時に体を左右どちらかにねじります。

着地したらすぐにまたジャンプ。次は反対側にねじります。

顔は正面に向けたまま。腕はジャンプのリズムに合わせて、前後に振りましょう。

このリズミカルなストレッチで、腸管が刺激されて腸が活性化し、便秘が改善されます。股関節が刺激され、骨盤も安定します。

左右セットで10回を目安にしてください。

190

The Words to Adjust the Autonomic Nervous System

【小林式自律神経ストレッチ③】上半身を左右に倒して伸ばすと、腰痛や全身のこりが緩和

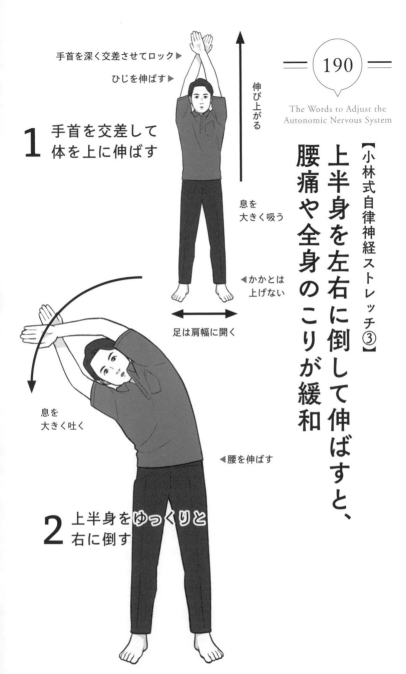

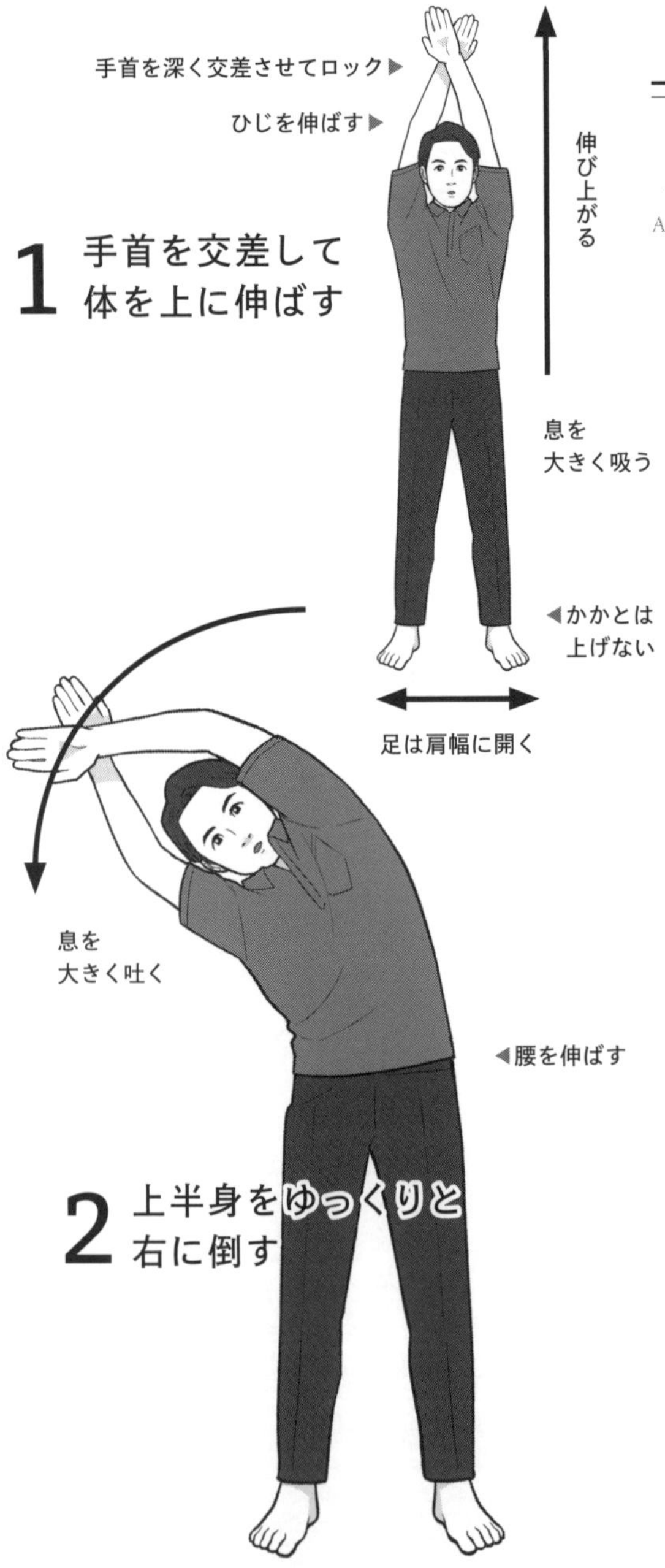
手首を深く交差させてロック
ひじを伸ばす
伸び上がる
1 手首を交差して体を上に伸ばす
息を大きく吸う
かかとは上げない
足は肩幅に開く
息を大きく吐く
腰を伸ばす
2 上半身をゆっくりと右に倒す

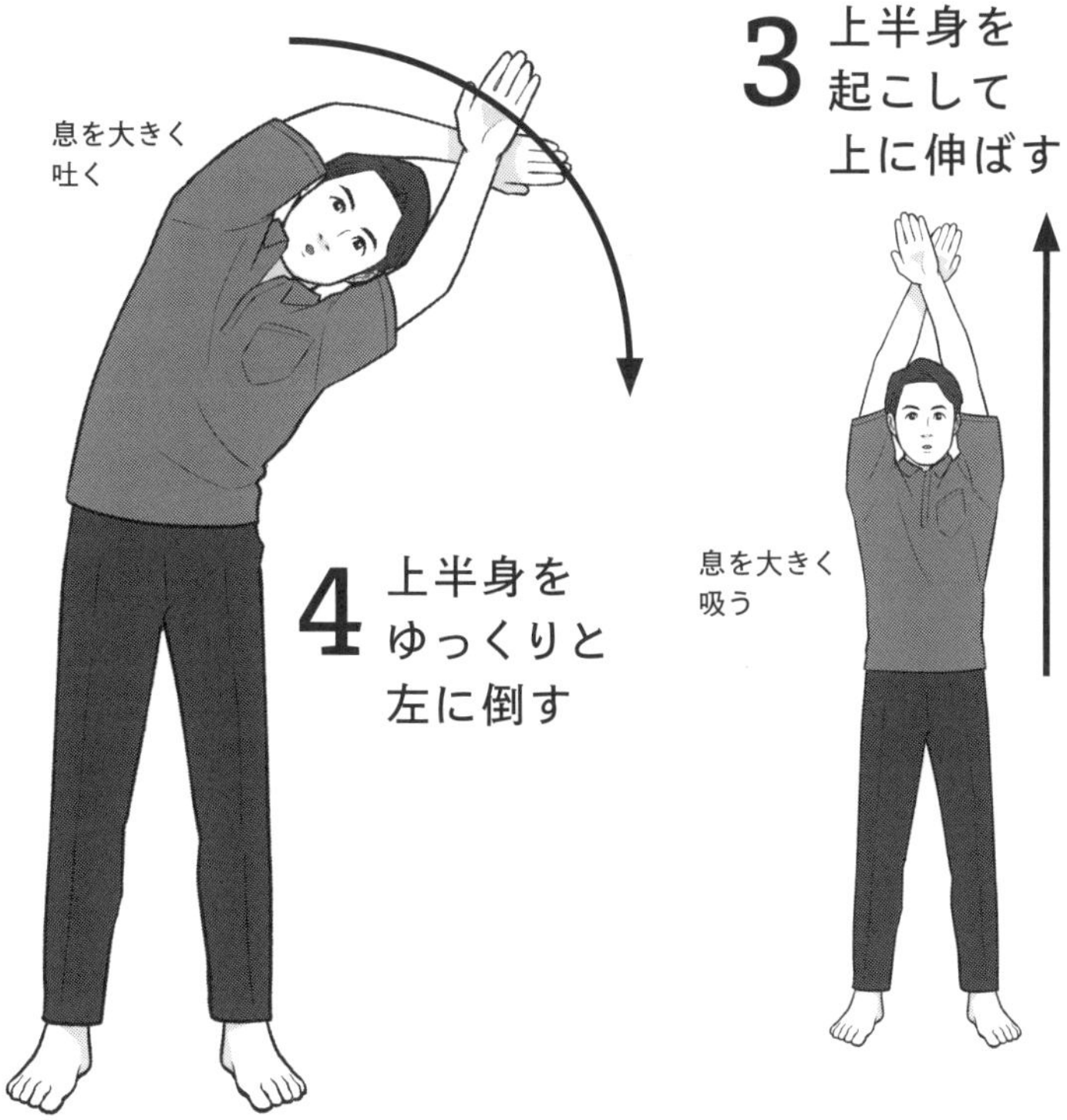
3 上半身を起こして上に伸ばす
息を大きく吸う
4 上半身をゆっくりと左に倒す
息を大きく吐く

頭の上で手首を交差させてロックし、呼吸と連動しながら上半身を左右にゆっくり倒します。腰が伸ばされ、胸郭や肩、腰まわりの筋肉が刺激されます。

上半身は真横に倒してください。斜めに倒すと、腰まわりの筋肉を伸ばすことができません。

このストレッチで全身の血流がよくなって、自律神経のバランスが整い、腰痛や全身のこりが改善されます。

左右セットで3回を目安にしてください。

191

The Words to Adjust the Autonomic Nervous System

【小林式自律神経ストレッチ④】

胸を張ってひじを上げ下げ。しつこい肩こりをやわらげる

1 まっすぐに立つ

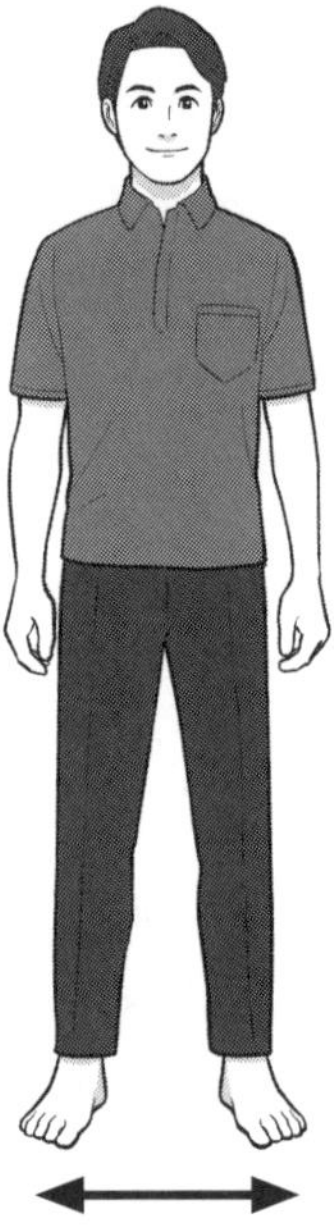
胸を張る
足は肩幅に開く

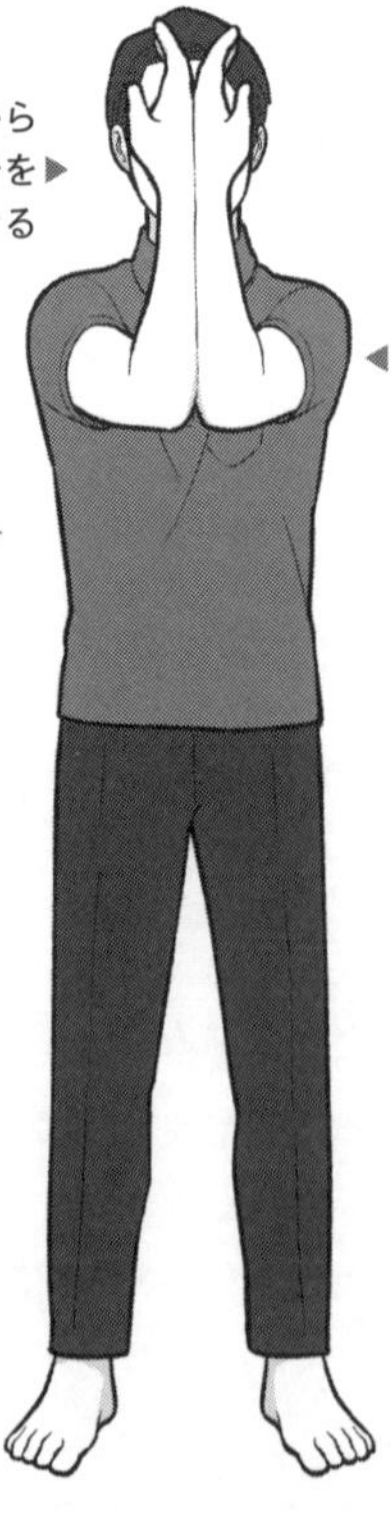
ひじから手の甲までを合わせる
肩甲骨を開く
背筋を伸ばす

2 肩の高さで左右の前腕を合わせる

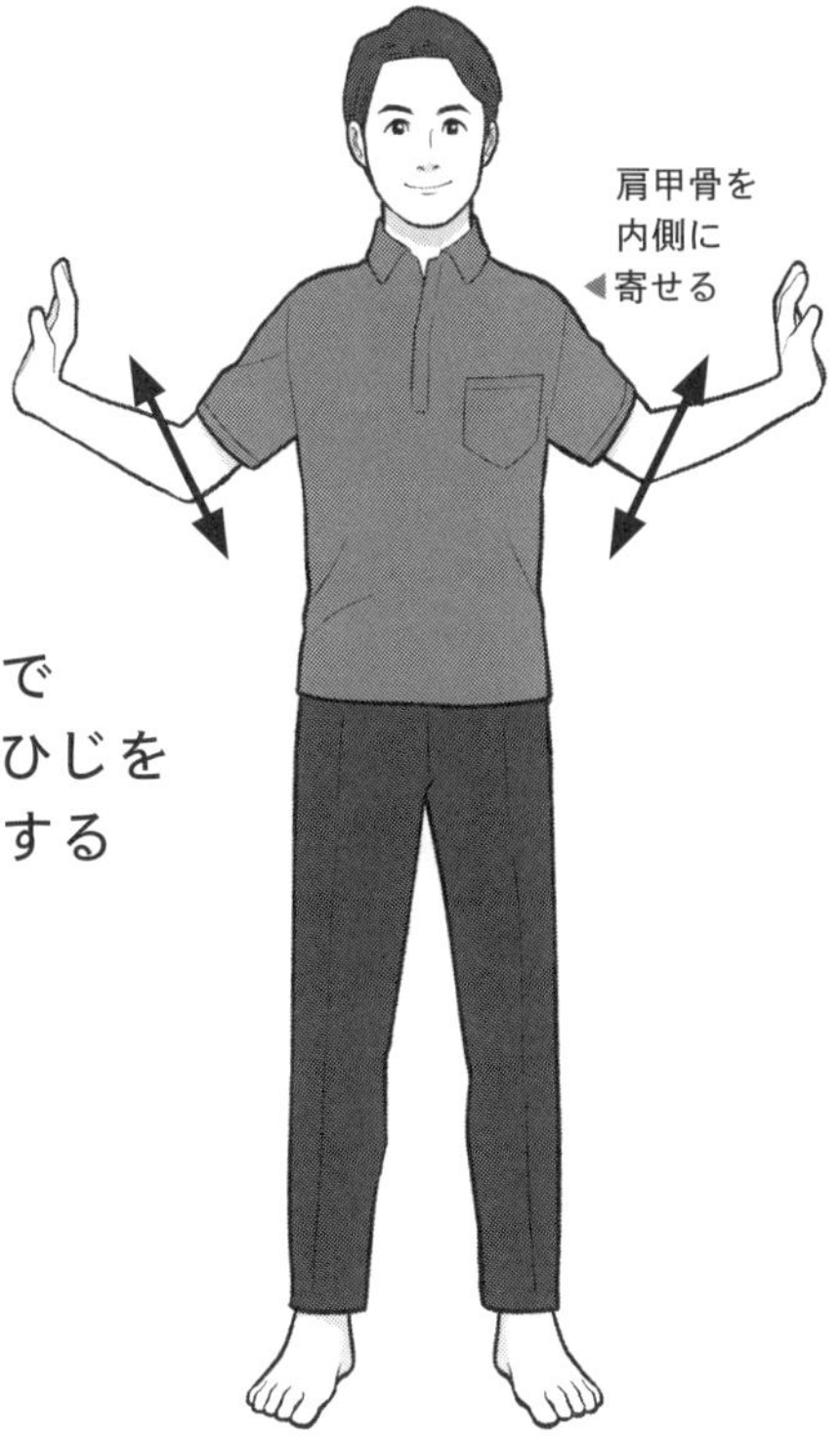

3 肩の高さで腕を開きひじを上げ下げする

肩甲骨まわりを上下左右に動かすことで、しつこい肩こりを改善します。

前腕の内旋運動（動き2）によって肩甲骨が外側に開き、外旋運動（動き3）で肩甲骨が内側に寄ります。

内側に寄った状態で腕を真横にして、上下に動かすため、肩甲骨が上下左右と全体で動くわけです。

ひじを上げ下げするときは胸を張り、手のひらは外側に向けてください。

5回を目安に続けると、肩甲骨の動きがスムーズになり、肩こりが改善。血流もよくなります。

192

The Words to Adjust the Autonomic Nervous System

【小林式自律神経ストレッチ⑤】
腸を刺激しながら後・前屈。食欲増進のほか便秘も解消

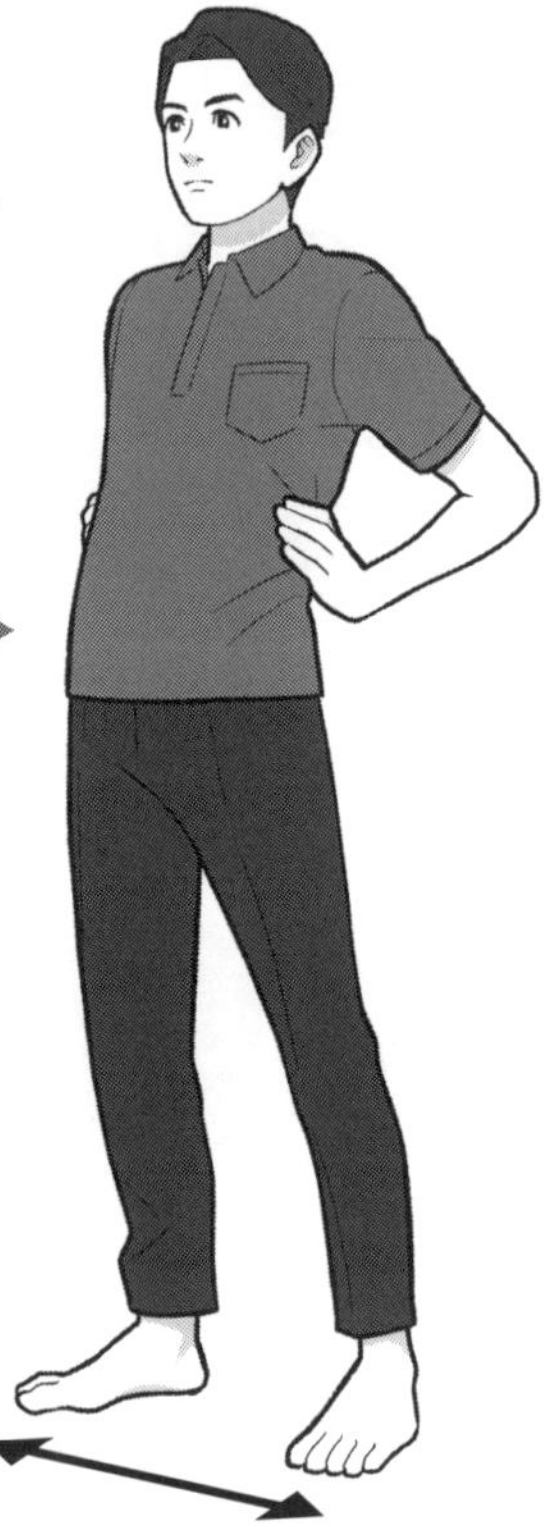
1 肋骨の下をつかんで後屈する
体を反らしながら息を大きく吸う▶
足は肩幅に開く▶

全身を伸ばしながら軽く後屈し、お腹のお肉をぎゅっと絞りながら前屈します。お腹の上段（肋骨のすぐ下）をつかんで行ってください。

お腹の深部に手で圧をかけることで、インナーユニットが強化され、腸のぜんどう運動が活発になります。

腸内環境が整うので、食欲がないときや便秘、下痢気味の人におすすめ。

同様に、お腹の中段（おへその真

2 お腹を手で絞りながら前屈する

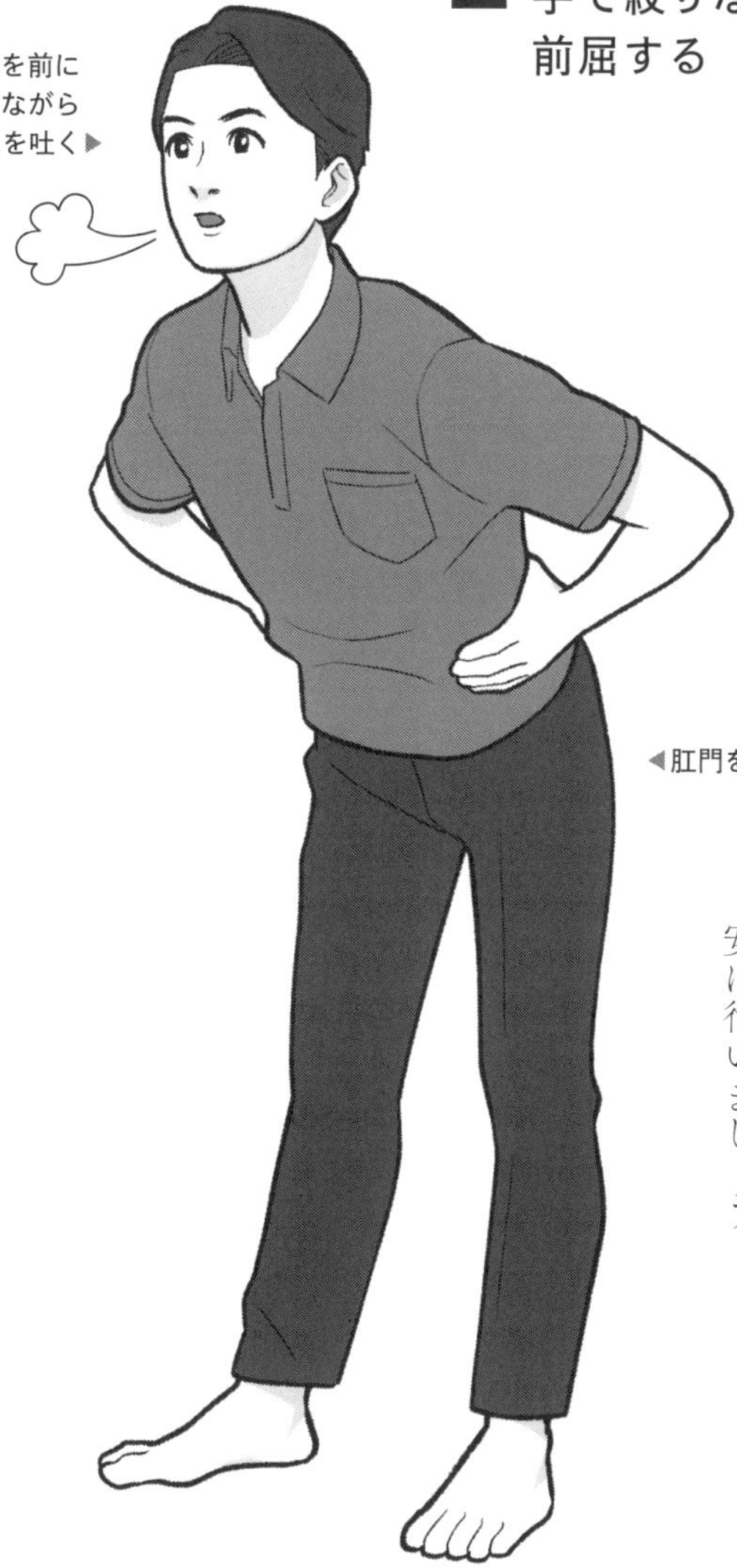
体を前に
倒しながら
フッと息を吐く
肛門を締める意識で

横）、下段（腰骨のすぐ上）もつかんで行います。

上段、中段、下段それぞれ8回を目安に行いましょう。

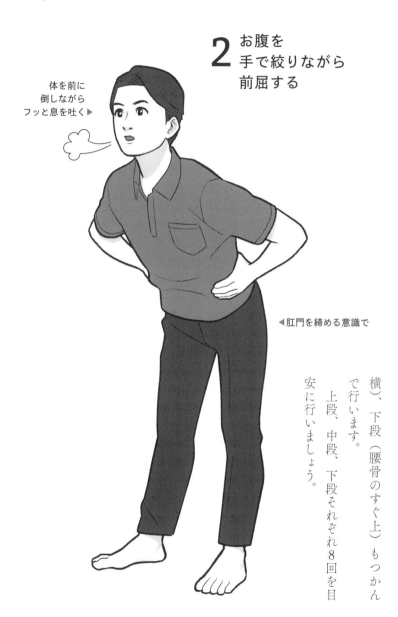

193

The Words to Adjust the Autonomic Nervous System

【小林式自律神経ストレッチ⑥】
全身伸ばし&脱力ストレッチで、体全体がほぐれる

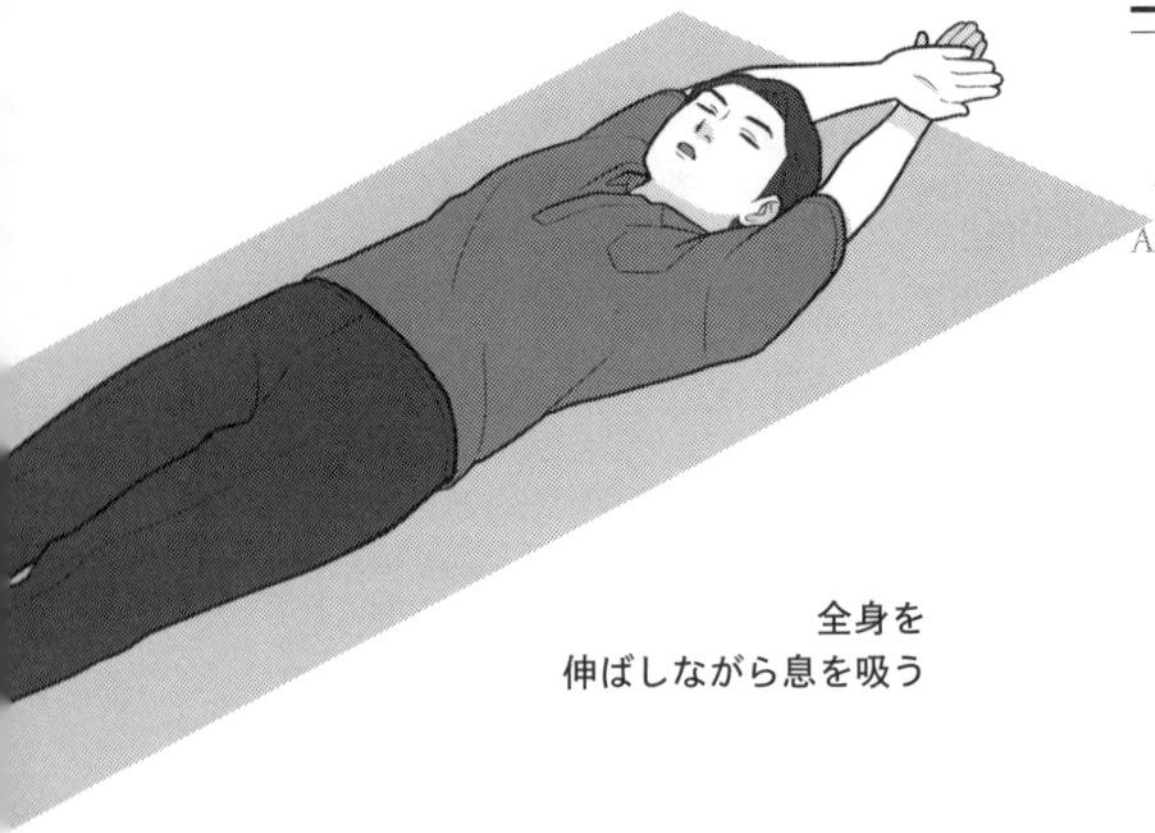

1 仰向けになり両手を交差させて全身を伸ばす

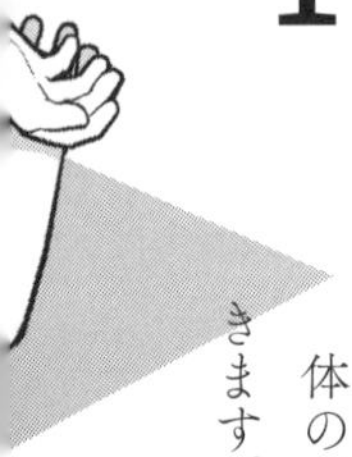

仰向けになり、両手を交差させて、足先も親指を重ねてロックします。

手の先から足の先まで1本の棒になったイメージで、しっかりと全身を伸ばします。そして、一気に全身を脱力させます。

すると、全身の筋肉がほぐれ、副交感神経も高まって深いリラックス感を得られます。

緊張と脱力のメリハリを意識して、1回30秒以上伸ばし、5回を目安に行いましょう。

体のだるさや重さ、1日の疲れが取れていきます。

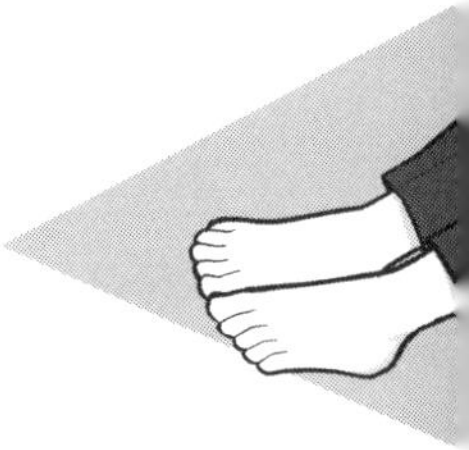

2 一気に全身を脱力させる

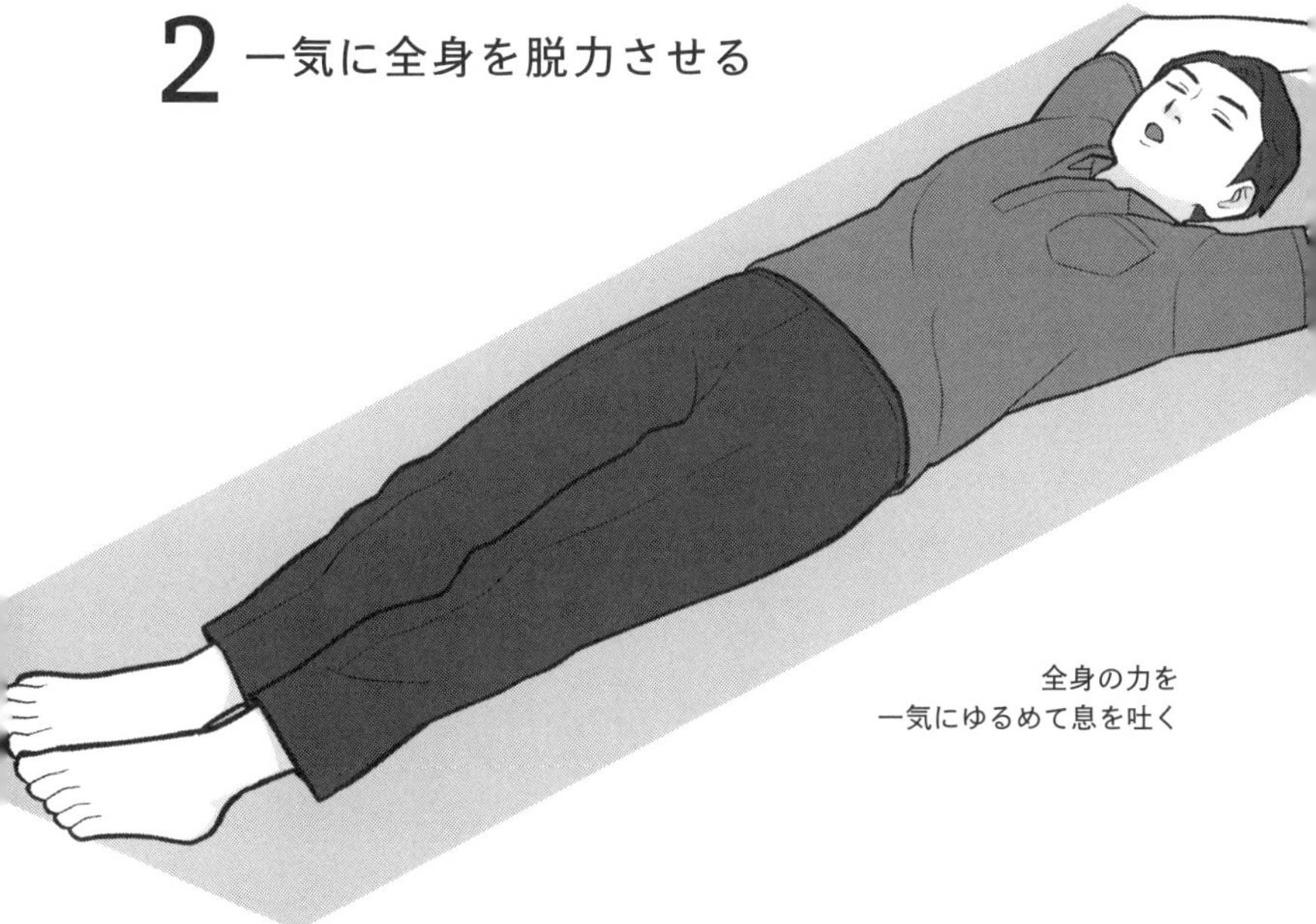

全身の力を
一気にゆるめて息を吐く

194

The Words to Adjust the
Autonomic Nervous System

疲れても、むやみに薬に頼らない

自律神経のバランスと腸内環境を整えれば、免疫力は高まり、健康的な生活を送ることができる――。もし本書の主張をひとことで表すとするなら、これに尽きます。

なぜいつも体が疲れていて、健康になれないのか？ それは、もしかしたら「余計なこと」をしているからかもしれません。

医師のわたしから見て、その余計なことの最たるものが、「薬に頼る」こと。薬はあくまで緊急時、もしくは先天的症状の治療のために使うものです。腰痛には痛み止め、風邪をひいたら風邪薬、便秘になったら便秘薬と、すぐに薬に頼る人がいますが、あまりおすすめできません。

なかには不調の際に抗生物質に頼る人もいますが、抗生物質には非常に強い作用があり、特定の細菌だけに効く薬のため、安易に服用すると腸の善玉菌まで傷つけて、腸内環境が破壊されます。

また、便秘薬も刺激が強く、服用していると腸粘膜を傷つけるだけでなく、やがて腸がその刺激に慣れて本来の力を失っていきます。

さらに、処方されて余った薬を取っておき、のちに自分の判断で飲む人がいますが、これは絶対にやめてください。

繰り返しになりますが、自律神経のバランスと腸内環境を整えれば、健康で丈夫な体はつくれます。むやみに薬に頼らない生活こそ、健康への近道なのです。

195

The Words to Adjust the
Autonomic Nervous System

長く寝ても疲れは取れない。悪影響を及ぼすことも

体が疲れたら、とにかく寝るという人がいます。これは間違いではありませんが、寝過ぎてしまうと、かえって心身の健康を害する場合があります。

わたしの場合はショートスリーパー体質なので、1日4~5時間睡眠くらいのほうがむしろ体は軽快です。一般的には、約7時間の睡眠が標準といえるでしょう。

かつて、マサチューセッツ大学が糖尿病と睡眠との関連性を調査したところ、発症率がもっとも少なかったのは7時間睡眠の人たちでした。一方で、睡眠時間が5時間以下だと発症率は2・6倍に増え、睡眠時間が8時間以上では、なんと3・6倍に増えたと報告されています。

睡眠不足が体に悪影響を及ぼすのは想像に難くないですが、「寝過ぎ」が睡眠不足よりも悪い影響を及ぼすのは、驚きの事実ではないでしょうか。

寝過ぎると体がだるくなりますが、これは血管が過剰に拡張して血流が悪くなり、酸素や栄養素が全身に行き渡らなくなるからです。アメリカで行われた睡眠と健康に関する大規模調査でも、もっとも死亡率が低かったのは6・5~7・4時間眠る人たちでした。

理想的な睡眠時間には個人差があるので、自分が「ぐっすり眠れた」と感じられる程度の睡眠を取るのがいいでしょう。ただし、「ぐっすり」の感覚を勘違いして、寝過ぎる傾向にあるなら注意が必要です。

196

The Words to Adjust the Autonomic Nervous System

もっと、自律神経のせいにしていい

自律神経の乱れは、ふだんの不規則な食生活や、運動不足がもたらしているとお伝えしてきました。自律神経が乱れると、様々な疲れが襲いかかり、あなたの心まで蝕んでいきます。

でも、逆にいえば、あなたの心の疲れは、体に注目して体から整えれば、理想的な状態に戻していくことができる——。

にもかかわらず、わたしたちは失敗したり、焦ったりしたとき、自分で自分を追い込み、不安や疲れをどんどんため込んでしまっているようです。

そこで、心が疲れていると感じたときは、ぜひゆっくりひと呼吸してこう思ってみてください。

「これは自律神経のせいなんだ」と。

あなたの心が不安や心配事でざわつくのは、「心の弱さ」のせいではありません。あくまで自律神経が乱れたから。これが医学的な事実です。

自律神経が乱れたら、ゆっくり動くなどして、体に働きかけてもとに戻していけばいいのです。焦ったり、不安になったりしたときこそ、自分を客観視してコントロールできれば、無用な疲れをため込むことはなくなります。

みんな、もっと自律神経のせいにしていいのです。

197

The Words to Adjust the Autonomic Nervous System

自律神経の働きが、もっとも下がるのは木曜日

自律神経の乱れが、心の疲れと密接に関連していることがわかる事例を紹介しましょう。

わたしの研究室では、様々な年代の方の自律神経の働きを計測しています。いまは医療と技術の進歩により、自律神経の働きをデータ化することが可能になりました。

すると、興味深いことに、データ計測の結果、自律神経の働きが木曜日にもっとも低下していたのです。そして、面白いことに、金曜日になるとその値は回復するのです。

これは週末が休みの一般的な会社員に限りますが、要するに、金曜日は「明日から休みだ！」と思って、自律神経の働きが活性化するわけですね。

交感神経が高まりながら、同時にリラックスした気持ちも生まれて、副交感神経とのバランスがよくなります。

でも木曜日は、月曜日からの疲れがピークに達しているうえに、「まだ1日残っている……」と心にストレスを感じてしまっているようです。

ちょっとした気持ちの変化でも、自律神経は乱れてしまう。それが、はっきりと数値の差として表れているのです。

198

The Words to Adjust the
Autonomic Nervous System

リセットのルーティンで、その日のうちに心の疲れを回復

平日オフの時間の過ごし方で、心の疲れの感じ方はずいぶんと変わります。わたしの場合は、とにかくオンとオフをしっかり切り替えることを意識しています。

仕事から帰宅すると、ほっと肩の力が抜けて、つい座り込んでテレビやスマートフォンを見たくなるもの。でも、これはリラックスしているようで、依存状態に陥っているので注意が必要です。

家での休息の最重要ポイントは、まずその日を「リセット」すること。わたしの場合、帰宅したら喉が渇いていなくても、コップ1杯の水を飲みます。この1杯の水がとても大切で、これによって自分なりの「リセットのルーティン」がはじまります。

そして次は、靴を丁寧に片づけます。1日の汚れを落とし、きちんとシューキーパーを入れて靴箱にしまいます。これによって、またひとつリセット。

そのあとは、スーツにブラシをゆっくりかけてクローゼットにしまったり、郵便物を整理したりと、自分なりのリセットを30分ほど続けて、1日をゆっくりと終わりへ向かわせていくのです。

傍目には、帰宅してもテキパキと動いているように見えるのですが、実はこれがとてもいい休息になり、明日への活力の源にもなっています。

こうして1日をリセットしたら、あとはゆっくり食事や入浴を済ませてリラックスするだけ。心の疲れをすぐに回復させると、翌日、気持ちのいい朝が迎えられます。

199

The Words to Adjust the
Autonomic Nervous System

イライラしたら、頭や顔、全身を軽くやさしくタッピング

もうひとつ、わたしがよく行っている心の疲れをやわらげる方法をお伝えします。

それはとてもシンプルな方法で、気持ちがイライラしたり、緊張が続いたりするときに、人差し指、中指、薬指の3本の指を使って、体の表面を軽く叩いてみるのです。

頭からはじめて、顔から腕、そしてできれば全身にいたるまで、清潔な指でリズミカルにタッピングしていきましょう。

ひとつの部位ごとに丁寧に行うのがポイントです。頭なら、頭上から側頭部、そして後頭部へ進みます。顔なら、頬だけでなく、眉間やこめかみ、鼻の下なども軽く叩いてみてください。

こうして全身の細胞に直接働きかけることで、心にたまった疲れが減って、気持ちが楽になっていくはずです。

心が疲れるときは、多くの場合、頭だけでものごとを処理しようとして、焦ったり不安になったりしている場合がとても多いのです。

もちろん、ツボ押しやマッサージでもいいのですが、タッピングなら思い立ったときにいつでもできるので、とても便利です。

200

The Words to Adjust the Autonomic Nervous System

人間関係で疲れを感じたら、すぐにその場を離れる

わたしたちが感じるストレスの多くは、およそ人間関係に起因しています。

なぜなら他人や、所属する集団などを思うままにコントロールできない以上、自分にとって嫌な相手とつき合う場合は、必然的にがまんをすることになり、心をとくに疲れさせるからです。

また、受けたストレスをうまく流すことができずに、ただ文句や愚痴をいったり、残業後に憂さ晴らしをしたり、逆に深く悩んでしまったりして、かえってストレスを自ら大きくしている人も多いようです。

そこで、人間関係でイライラしたら、なにかを考えるよりも先に、すぐにその場を離れてください。そして、水をひと口飲んでください。

そうするだけで、怒りやイライラで高まりはじめた交感神経がピークに達する前に、すばやく抑えることができます。繰り返し述べていますが、まず体に働きかけることがポイントです。

ストレスを受けること自体は、他人にも原因があるため避けるのは難しいかもしれません。

でも、いったん受けてしまったストレスの衝撃を、自律神経の知識を活用して、自分でやわらげることはできるのです。

201

The Words to Adjust the Autonomic Nervous System

脳からの指令がなくても、腸は独自の判断で働く

腸は、「第2の脳」とも呼ばれると述べました。脳には多くの神経細胞が集まっていますが、2番目に神経細胞が多く存在している臓器が腸だからです。

そのため、腸は独自の判断で働くことができます。

たとえば、悪いものを食べたときに嘔吐するのは、腸ならではの防御反応。腸自体が、「これは消化・吸収してはいけないものだ」と判断しているわけですね。

生物の歴史を遡ると、腸は脳よりもはるかむかしから存在していました。神経系の細胞は、脳よりも先に腸で生まれたのです。そんなことからもわたしは、腸は非常に重要な臓器だととらえています。

そんな腸は、神経細胞を通じて、ストレスの影響を受けやすい臓器です。さらに、脊髄や自律神経、神経伝達物質などを通して、脳が受けたストレスもすぐに伝達されます。つまり、お互いにストレスを伝え合い、どんどん心身を疲れさせていくのです。

脳が受けたストレスは、なかなか解消しづらい面もあります。そこで、心が疲れたときは腸に目を向けてはどうでしょう。

脳からの指令が出にくくても、腸の調子をしっかり整えて、腸が自分の健康のために働ける環境をつくってあげればいいのです。

202

The Words to Adjust the Autonomic Nervous System

腸内環境が乱れると、うつ症状になりやすい

腸の状態が乱れることでメンタルヘルスが悪化するのは、腸と脳がストレスを伝え合うためだけではありません。

わたしたちが食べたものは腸管が吸収し、栄養豊富な血液となって、肝臓や心臓を経て全身を巡ります。

しかし、このときもし腸内環境が乱れていると、腸のぜんどう運動が弱くなり、腸管の血流が悪くなってしまいます。

これを「うっ滞」（405ページ参照）と呼び、この状態になると腸内に悪玉菌が増えていき、血液は毒素だらけに……。

そして、質の悪い血液が全身を巡って、心の活力も奪われていくわけです。

さらに、血液中の赤血球が変形することで酸素の運搬がうまくいかなくなり、脳細胞に運ばれる酸素も不足します。

脳細胞の酸素が不足してしまうと、当然ながら脳細胞の生命力が衰えていきます。この状態が続くと、やっかいな症状を引き起こすことにもなりかねません。

こうして便秘などで腸内環境が悪化すると、結果的にうつ症状などを引き起こしやすくなる場合があるのです。

203

「幸せホルモン」セロトニンは、約95%が腸でつくられる

前項で、腸内環境とうつ症状との関係について触れました。

「なにをするにもやる気が起きない……」

そんな気力の低下に代表されるうつ症状を左右するのが、389ページでも述べた幸せホルモンとも呼ばれる「セロトニン」の分泌です。

こうした脳内ホルモンは、ほとんどが脳内で分泌されると思われがちですが、セロトニンについては、実に約95%が腸壁でつくられています。

そして、腸と脳は自律神経を介してつながっているため、腸内環境が悪化すると、脳内のセロトニンの分泌まで止まってしまいます。

つまり、慢性的な便秘や下痢になると、腸内環境がつねに悪い状態になり、その結果セロトニンの分泌が減ってメンタルに悪影響を及ぼすというわけです。

それが、さらに悪化した場合はうつ症状へと進んでいき、うつ症状に陥ると食生活が乱れることも多く、さらに腸内環境を悪くさせていきます。

腸はただの消化・吸収器官ではありません。

腸内環境が悪化すると、メンタルヘルスも悪化してしまい、健康で豊かな人生を手放すことにもなりかねないのです。

204

The Words to Adjust the Autonomic Nervous System

相手の目を見て話し、思いやるだけで幸せになれる

幸せホルモンは、セロトニンのほかに、「オキシトシン」の存在もよく知られています。389ページで、コーヒーがセロトニンやドーパミンの分泌量を増やすことを紹介しましたが、オキシトシンがこれらの物質と異なるのは、「他者との触れ合い」によっても分泌される点です。

もっともわかりやすいのは、スキンシップです。

家族やパートナー、ペットなどとスキンシップを繰り返すと、幸せを感じることが増えます。年を取っても手をつないで歩く夫婦の姿は、とても幸せそうに見えますよね。幸せを感じていると、その人のなかで自律神経が整っていくので、いつまでも健康を維持し長生きすることができます。

「この年になってスキンシップも恥ずかしいなあ」と思う人もいるかもしれませんが、オキシトシンは「他者との触れ合い」で分泌されるので、なにも無理して肌を触れ合わせる必要はありません。

相手の目を見て話したり、思いやったり、笑い合ったりしても、オキシトシンは分泌されるとされています。

他者との関わり合いのなかで、ちょっとしたことを気遣うことができれば、お互いの心の疲れがやわらいでいくはずです。

205

The Words to Adjust the Autonomic Nervous System

つくり笑顔で大丈夫。にっこり笑うと免疫力が高まる

自分の状態をもっとも簡単に判断できる方法が、「自分の顔を見ること」です。そこで、わたしは機会があるごとに鏡で顔をチェックし、にっこりと笑顔をつくるようにしています。

このときの笑顔は、別につくり笑顔でも構いません。口角をしっかり上げて笑顔をつくるという筋肉（表情）の変化によって、脳の視床下部が働き、副交感神経の働きが上がります。

さらに、大笑いをすると「NK（ナチュラルキラー）細胞」が活性化し、ウイルスなどに対する免疫力が高まることも数々の論文で発表されています。

男性は、ふだん手鏡を持っていない人が多いですが、いますぐにでも持つべきだとわたしは思います。そして、人に会う前には、顔色や目の下のくまなどの健康面だけでなく、知らないうちに眉間にシワが寄っていないか、なんとなく負のオーラが出ていないかなどもチェックしましょう。そうした部分は、自分の気持ち次第で改善することができます。

いつも笑顔で人に会えば、相手もいい気分になって、相乗効果で人間関係がよくなっていきます。

結果、ストレスも減っていき、心身ともに健康を維持できるはずです。

206

The Words to Adjust the Autonomic Nervous System

雨の日は早く起きる

実は、天気によっても体調の変わりやすい人はたくさんいます。とくに雨の日は気圧が低く、朝から体が重くなって、そのせいで気分が沈みがちだという人が多いのです。

ただ、天気はコントロールすることができず、理解のない人から「気の持ちよう」などといわれてしまいがちです。しかし、これは医学的にも認められるれっきとした人間の生体反応です。

雨の日は副交感神経の働きが優位になりがちで、午前中に上がるべき交感神経が、晴れの日よりも優位にならないためなのです。

そこで、雨の日にできる工夫を209ページでも述べましたが、もうひとつ、朝からなるべく交感神経が上がりやすい環境をつくることもポイントになります。

朝食をよく噛んでしっかり食べるのはいうに及ばず、ストレッチや朝シャワー（255ページ参照）なども効果的です。

となると、そのような行動をする時間も必要になりますよね？　だからこそ、前日の夜のうちに天気予報をチェックし、予報が雨であれば「睡眠のゴールデンタイム」に寝るようにして、いつもより早く起きることを心がけてみてください。

207

The Words to Adjust the
Autonomic Nervous System

1年後の幸福感を先取りして、毎日ゆっくりと味わう

日記を習慣にしている人も多いと思います。1日をきちんと整理して終える意味で、精神的にもとてもいい行動（習慣）です。

ただ、意識していないと、「ああすればよかった」「なぜこんな状態になったのか」などと、つい後悔を書き連ねがち。結果、あまりいい気持ちにならないまま、1日を終えることにもなりかねません。

わたしも長年日記をつけていますが、書き方に工夫を加えています。実は、その日の出来事だけでなく、1年後の未来についても書いているのです。

毎日、1年後に「こうありたい」と望む未来のビジョンをイメージしながら味わっているわけです。それだけで、未来に希望を持てて、余計な不安がなくなっていきます。

ポイントは、未来の姿は「完了形」で書くこと。

「〜する」「〜したい」ではなく、「〜した」と結びます。「〜する」「〜したい」と書くと、まだ実現していない自分を意識してしまい、人によっては余計に自信をなくして、ネガティブになる場合があります。

でも、「〜した」と完了形で書くと、1年後の幸福感を先取りして、毎日味わうことができます。すると、心が安らいで副交感神経が高まり、自律神経がどんどん整います。

日記には、その日の出来事だけでなく、未来についても「すでに実現したもの」として書く。すると、毎日前向きな気分になり、1年後にその未来が実現する可能性も高まるでしょう。

208

The Words to Adjust the
Autonomic Nervous System

小さな「明日の目標」を立てて生きる

1年後の未来を完了形で書き終えたら、半年後、3カ月後、1カ月後の未来の姿も書いてみてください。逆算して、具体的なステップを踏んでいくようなイメージです。

そのためには、思い描く1年後の未来のビジョンは、「わたしにできるだろうか?」と感じるくらいの、大きめの夢や目標でちょうどいいでしょう。

そうして長期的なイメージができたら、次は毎日、小さな明日の目標も書きましょう。「30分早く起きる」「読書をする」「笑顔を心がける」「引き出しの整理をする」など、どんなことでも構いません。

小さな明日の目標を立てておくと、1日を主体的に過ごす態勢が整います。事前の心づもりによって、明日への不安や心配が減るのです。

これは、97ページで紹介した「3行日記」に通じています。3行日記とは、「今日失敗したこと」「今日いちばん感動したこと」「明日の目標」の3項目を、それぞれ1行で書くだけの日記のことでした。この3行日記の、「明日の目標」にあたる部分です。

最後に、すべて「手書き」で行うことも重要なポイントです。実際に手を動かすと自律神経のバランスが整って、見返したときにその日の情景や気持ちがありありとよみがえってきます。

心の疲れをなくすために、ぜひ毎日の習慣にしてください。

209

情けは人のためならず

心の疲れを感じたら、その都度、効果的に解消することが大切だとお伝えしてきました。その鍵になるのが、自分で人生の舵を取り、主体的に、自発的に対処することです。

ただ、もうひとつお伝えしたいことがあります。それは自分に集中するだけでなく、同時に、他人に対しての配慮や感謝、譲る心を持つことの大切さです。

わたしがイギリスに留学していたとき、研究などで多忙を極めるなかで心をほっとさせてくれる出来事がありました。そのひとつが、よくこのように声をかけられたことです。

「After you.（お先にどうぞ）」

イギリスでは、ドアを開けたり席を譲ったりするときに、多くの人が声をかけ合っていました。そんな振る舞いを目にして、新鮮な感動を覚えたものでした。

ひるがえって、いまの日本はどうでしょうか。通勤時に人を押しのけて平然としている人や、歩きスマホで子どもやお年寄りにぶつかり、謝ることすらできない大人がたくさんいます。新型コロナウイルス感染症の流行当初も、多くの人が必要以上のマスクを買い占め、マスクを本当に必要とする医療機関などで在庫が不足しました。

他人に対する配慮や感謝は、譲り合いの気持ちに満ちた豊かな社会をつくることにつながっています。

情けは人のためならず。「お先にどうぞ」の精神を大切にしている人は、やがて自らの健康にも恩恵が返ってくると思います。

210

The Words to Adjust the Autonomic Nervous System

1時間早く起きるだけで、目に映る世界が一変する

わたしは50代になってから、早起きの習慣をはじめました。それまでは深夜に就寝すること もしばしばでしたが、体の変化を感じて、思い切って朝型生活に変えてみたのです。

39ページで述べたように、いつもより1時間早く起きる。すると、目に映る世界がまったく変わりました。

そこには、朝日がきらめき、空気は清々しく、美しい小鳥のさえずりが心地よい、それまで経験してきたものとはまったく異なる光景が広がっていました。

あまりに気持ちがいいので、散歩をかねて軽く外出するようになりました。そして、1日のスタートが快適になったことで、午前中を快調に過ごせるようになったばかりか、夜は早めに眠くなるため、遅くまでの残業やお酒の席のつき合いも自然に減り、すっかりストレスがなくなりました。

なにより、あれほど忙しかった日々の生活に「余裕」が生まれたのが大きかった。交感神経が高まって集中力が上がる午前中の生産性が上がり、夕方はゆったり過ごしているのに、以前より仕事もはかどるようになったのです。

すべての人間に与えられた1日の時間の総量は、変わりません。でも、その使い方次第で人生の景色は一変するのです。

211

The Words to Adjust the
Autonomic Nervous System

自分には、まだできることがあるのではないだろうか？

あなたはこれまでに、人生の「折り返し地点」を感じたことはありますか？ 家族や仕事の重要なイベントがあったり、大きな病気にかかったり、なんとなく体力の低下を感じたりしたこともあるでしょう。

でも、わたしには、この折り返し地点という感覚があまりありません。たしかに節目の時期はありましたが、どれもまっすぐ続く人生のハイライトなのです。

壮年期を越えて道を折り返すのではなく、ただただ一歩ずつ前へ進んでいく。そんな感覚をいつも持っています。

なぜそう思えるのか？ それは、どんな出来事や経験も、次の行動の糧にしようと考えているからです。成功であっても失敗であっても、すべては次なる道への足がかり。そうして命が尽きる日まで、前へ向かって歩きたいのです。

淡々と生きるのでもありません。人生の節目がきたと感じたら、思い切った決断を下すことも必要でしょう。そのために、何歳になってもふだんからこう考えておく。

自分には、まだできることがあるのではないだろうか？ まだなにかを変えることができるのではないか？

いつも自分の可能性を探り、そんな自分を肯定する。そんな生き方ができれば、疲れも遠ざかっていくのでしょう。

212

The Words to Adjust the Autonomic Nervous System

ときに無理せずサボるから、大切な習慣も続けられる

自律神経研究の見地から、誰にでも簡単に取り入れられる、健康のためのノウハウを紹介してきました。

ただ、それらの大半はあくまで、わたしが独自に編み出した方法です。医学的見地から、普遍性は高くても、わたしという個人が毎日を気持ちよく快調に過ごせる方法に過ぎません。

医師として多くの患者さんを診ていると、本当に人は一人ひとり違っていると思い知らされます。臓器や器官は同じでも、症状や感じ方、考え方は人それぞれです。

人間はひとりとして同じ人はいない。

だからこそ、お伝えしてきた方法を、金科玉条として信じるのは避けてください。どれだけ理にかなっていても、自分の体に合わなかったり、ストレスを感じたりしたら、すぐにやめてほしいのです。

健康にいい習慣をつくっている最中でも、つらくなったらサボりましょう。大切なのは、結果的に続くことです。毎日、まったく休まず続けることではありません。

ときにサボるから、大切な習慣を無理なく続けていける。自分に厳しくなり過ぎず、悠々として、自分の心と体をいたわってあげてください。

213

過去の記憶に浸っていると、肉体はあっという間に衰える

わたしは50代前半のころ、少し後ろ向きに生きていたように思います。40代のときに比べて体力が落ちたのを感じて、老いた自分にがっかりしたのです。

そんなときは、つい元気だったころの思い出に浸ってしまうもの。いい記憶を思い起こして幸福感が高まるのなら別に悪いことではありませんが、それに浸るのはおすすめできません。

なぜなら、過去の記憶に浸っても新しい行動は生じないので、いまの自分は変わらないからです。むしろ、「あのときああすればよかったな」と、後悔の念が生まれるだけです。

そんなわたしが、人生に前向きな気持ちを取り戻せたのは、端的にいえば「死にかけたから」です。50代のあるとき、急性喉頭蓋炎という病気になり、急に呼吸ができなくなる症状に襲われたのです。それは、圧倒的な恐怖でした。

窒息して死んでもおかしくない病気から、幸いにも快復したとき、わたしはこれまで以上に人生に肯定的に向き合うようになりました。

「生きているだけで素晴らしい」

心底そう思ったのです。

過去の記憶や懐かしさに浸っていると、いまの自分はどんどん退化していきます。気持ちが落ち込むと、肉体はあっという間に衰えます。そして、その先にある貴重な未来もまた、先細ってしまうのです。

214

The Words to Adjust the Autonomic Nervous System

「あきらめ」をつけ明るく生きる

過去の自分にとらわれて生きるのは、「いまの自分」を生きていないことにほかなりません。

ただ、人間はよくできたもので、いま目の前の出来事に集中しなくても、脳の長期記憶（非陳述記憶）や、長年の習慣などによって、ある程度は問題なく生きていけます。一例をあげるなら、一度乗り方を覚えれば、とくになにも考えなくても自転車に乗ることができるのは、この長期記憶のおかげです。

毎分毎秒、いつ敵に襲われるかもしれないと心配して過ごす必要のない現代人は、極端な言い方をすれば、もはや頭のなかは過去と未来にだけ生きているのかもしれません。

でも、そんな態度では、心の底から満足できる幸せな人生は手に入れられないでしょう。ときによかった過去の思い出に浸るのはいいのですが、大切なのは、いまを全力で生き、この瞬間に微笑み、いま幸せになることです。

過去を後悔するくらいなら、過去に「あきらめ」をつけて生きたほうがいい。なにごとも、自分なりに全力で取り組む生き方にシフトしましょう。全力で取り組めば、なにかしらの経験は必ず自分のなかに残ります。

そして、後悔ではなく「あきらめ」がついていく。

「精一杯やったんだから仕方ない。いろいろ学べたし、いい経験になった。次はあれに挑戦しよう！」

そんな前向きな「あきらめ」をつけて、明るく生きたいものです。

215

The Words to Adjust the Autonomic Nervous System

過去は存在しない。
過去を抱えた
いまの自分がいるだけ

「いまに集中して生きることは難しい」

そういう気持ちは、わたしもわかります。なぜなら、過去と現在はつながっているものだからです。

過去に嫌な出来事があったり、深く傷ついたりしたことがあったとします。そのつらかった過去の延長線上に、いまの自分が存在します。それらも自分をかたちづくる一部であって、けっして切り分けることはできません。

ただ、ここで考えてみてほしいのです。その過去の出来事は、いまはあなたのまわりのどこにもありません。「過去の体験を抱えたいまの自分」がいるだけです。

このことに気づかなければ、いつまでも過去に時間を奪われます。いまの自分の健康や幸せを得ようとせずに、つらかった過去を思い起こし、いまの貴重な時間を否定し、無為に費やしていく。そんな行為を繰り返していると、すぐにときは過ぎ去り、数年後に今度は失った時間を思って後悔します。こうした負のスパイラルにはまってはいけません。なんとかして、いまの自分を見つめて生きるべきです。方法はいろいろですが、ひとつには、時間を忘れるほど夢中になれるものに取り組むのもいいでしょう。

すぐに見つからなくても、まずは少しでも幸せを感じられることからはじめてみてください。

そんな行動一つひとつがつらい過去を幸せで上書きし、未来の満ち足りた「いま」をかたちづくっていきます。

216

The Words to Adjust the
Autonomic Nervous System

あなたの人生を変えられるのは、あなたしかいない

心の持ちようで、人生はいかようにも変わります。

これまでたくさんの患者さんと接してきましたが、経験上、病気や怪我の原因についていつまでも悔やんだり、「もうわたしはダメだ」と半ばあきらめたりする患者さんは、やはり治療が進みづらく、快復もそれだけ遅れていきます。

「いまの自分」に集中しようと思っても、もし「いまの自分」が健康でないなら、やっぱり落ち込んだり、前向きな気持ちを持てなかったりすることもあると思います。

「病は気から」とはよくいったものです。おそらく、気持ちの落ち込みからくるストレスが自律神経を乱して、病気をさらに悪化させるのでしょう。

でも、いまのあなたを変えることができるのは、ただひとり、あなた自身だけです。だからこそ、心身を健康にするためにも、過去を切り離し、心の持ちようを「いま」へと切り替える必要があります。

わたしたち医師は、患者さんの病気を治すために全力を尽くすのが職務です。それでもやはり、あなたの心身はあなたのもの。

あなたの人生を変えられるのは、最終的にはあなたしかいないのです。

何歳からでも
人生は変えられる。
いつまでも初心者たれ

年を取ると毎日に刺激がなくなり、1日をぼんやりと過ごしがちです。朝食を食べてテレビを観ていたら、あっという間に昼食の時間になり、そのあとは眠くなって昼寝をする。起きたらすでに夕方近くで、さすがに散歩に出てみるも、とくにやることもなく帰宅したら、もう夕食と入浴の時間になっている……。

こんな過ごし方をしていた患者さんも、これまでたくさんいました。

様々な年齢の人の「3分間」の感じ方をたしかめたところ、年を取るほど時間の感じ方が早くなるという研究結果もあります。

ぼんやりしていては、あっという間に時間は過ぎ去っていく。そして、その時間は二度と取り戻せない。だからこそ、みなさんにはぜひ何歳になっても新しいことに挑戦し、いつかやろうと思っていたことに踏み出していただきたいと思います。毎日に刺激があると、自律神経がいいバランスになり、生活も規則正しくなります。

わたしの場合は、犬を飼いはじめました。体調の変化を感じて朝型生活にシフトしたと書きましたが、もうひとつ、犬の散歩によっても早朝が充実するようになりました。夜は自然に眠くなって、早めに寝るように変わりました。

生活が変わると、何歳からでも人生は変わります。本当にささいなことでいい。最初は誰だって初心者です。

いつまでも、初心を忘れずにいたいものです。

218

The Words to Adjust the Autonomic Nervous System

未来に希望を持ち、今日という日の価値を上げる

わたしは医師として、たくさんの患者さんの最期を看取ってきました。そのときいつも感じるのは、どんな人でも最期はみんな同じという事実です。

魂は虚空へと消え去り、肉体は生命活動を永遠に止め、まるで抜け殻のようにベッドに静かに横たわります。もちろん、遺された人の記憶のなかには存在し続けてはいますが、そこにあるのは1体の屍と永遠の静寂のみ――。

それが、死です。

幸福に生きても、不幸でも、自分がやりたかったことを成しても成さなくても、どんな人にも死は等しく訪れます。

だからこそ、命が尽きるその日まで、自分の心に正直に、十全に生きたいではありませんか。

そのためには、いま何歳でも未来に希望を持つこと。

若いころに抱いた夢は叶わなかったかもしれませんが、それもまたそれでよかったのかもしれません。そう考えて、気持ちを切り替えることです。

この本を読んでいるあなたには、いまを生きているその体と時間があります。

残された1日1日の価値を上げていくために、いまこそ未来に希望を持って生きていきましょう。

219

The Words to Adjust the Autonomic Nervous System

今日は、これからの人生でいちばん若い日

「もう年だから」と、ことあるごとに思ってしまう人に、この言葉を送りたいと思います。

今日がいちばん若い。

「もう年だから」といった数年後、人は「あのときは若かったなあ」と気づくものです。「いまはもっと年を取ってしまった」と。

そして、そう気づいた数年後のそのときですら、これから続いていく人生においては、その日がいちばん若いのです。

自分で自分を縛る必要は、なにもありません。自分が生きたいように、生きることです。他人の言動や思惑に振り回されずに、自分で考え、判断し、自分の力でその日を生き切っていく。人生の価値は自分だけで測る。

他人のものさしや、それによる評価なんて、どうでもいいではありませんか。

そのように自分に納得して生きると、心の疲れもまた、嘘のように消え去っていくでしょう。

これからの人生でいちばん若い「今日」という1日を、目一杯楽しんで生きてみませんか。

220

The Words to Adjust the
Autonomic Nervous System

いま生きている
という事実が、
あなたが持つすべて

死んでしまったら、すべてが終わる。

多くの人はふだんそうとは自覚せずに、日々をあくせくと生きています。もしくは、目の前の不幸や、過去のつらい記憶にとらわれて生きてしまっています。

でも、確実にいえるのは、いま生きているという事実が、あなたが持つすべてだということ。

死んでしまえば、よろこびも悲しみも苦しみもありません。なにも味わえず、感じることもできず、すべては無に帰します。

わたしたちには、この「いま」しか与えられていません。寿命は人それぞれですが、わたしたちは限りなく貴重な「いま」を存分に味わって生きることでしか、充実した人生を送ることはできません。だからこそ、「いま」を損なってしまう心身の疲れから解放されるべきなのです。

ここまで生きてきたこと。それが、あなたがいちばん長続きさせてきたことです。いまこそ、人生の果実を収穫するときです。

ゆっくりと呼吸し、ゆっくりと動き、ゆっくりと食べながら、思い切り笑い合う。これからの人生を、とことん味わい尽くしましょう！

【コロナ禍特別メッセージ】２０２０年３月27日

心と体の免疫力をグレードアップして、しつこい疲れを解消しましょう

疲れの正体とは？

「最近、疲れがなかなか取れなくて……」

「体に痛みやだるさがあってつらい」

いま、心身の疲れを訴える人が増えています。ところが、病院に行っても、はっきり病気だと診断されることは多くありません。病気というほどではないけれど、慢性的な不調に悩まされている——。そんな人がとても増えているのです。

医学的な観点では、疲れというのは、基本的に血流障害が原因といえます。しつこい疲れに悩まされるのは、「血流」と「血液の質」の両方が悪くなっているからです。

血流が悪くなるのは、加齢とともに自律神経の働きが低下していくため。交感神経と副交感

神経からなる自律神経は、血流や発汗、内臓機能などをコントロールする大事な存在です。
自律神経の働きが低下することで血流が滞り、それが自律神経の乱れを引き起こし、さらに血流が悪くなる……そうして負のスパイラルに陥ってしまうのです。

一方、血液の質は腸内環境と密接に関わっており、腸内環境もまた、加齢とともに環境を整える腸内の善玉菌が減少し、悪玉菌が増加することで悪化していきます。その結果、血液の質も悪くなっていきます。

そんなダブルの悪影響によって、しつこい疲れがなかなか取れないというわけです。いってみれば「血流疲労」。

では、血流と血液の質を改善するにはどうすればいいのか？　その方法をわかりやすくまとめたのが本書であるわけですが、結論は実はとてもシンプルです。

体に働きかけて、「自律神経」と「腸内環境」を整えるのです。

それにより血流と血液の質は改善し、結果としてあなたの免疫力は大幅に高まります。本書では、そのための食事、運動、生活習慣などの具体的なノウハウをたっぷり紹介していきます。

ストレスの蓄積による「心の疲れ」

そしてもうひとつ、わたしたちの体を疲弊させる大きな原因があります。

ストレスによる心の疲れです。

ストレスの原因は「人間関係が9割、環境の影響が1割」ともいわれます。わたしたちは、ふだん自分のことを中心に考えて生きているようでいて、多くの場合、他人やまわりのことに気を取られ、気にし過ぎて生きています。

案外、自分自身を見失っていることが多いのです。

加えて、2019年末に発生した新型コロナウイルスは世界中で猛威を振るい、いまだその余波が続いています。ふだんの人間関係で心が疲れていたところに、さらに環境からの強いストレスがのしかかったことで、多くの人がこれまで経験したことのないほどの疲れと、強い不安を抱えてしまったことでしょう。

自分でコントロールできないほどの大きな不安にとらわれると、体の免疫機能が落ちてしまい、疲れが一気にあふれ出てきます。そして、時間を経るごとにストレスが積み重なって、メンタルを狂わせてしまうのです。

自分の「やるべきこと」をやろう

自分ではどうしようもない災難に襲われたとき、わたしたちはどのようにして自分の心身を守ればいいのでしょうか？

わたしは、いまこそ、「自分のやるべきことをやる」という基本に立ち返るべきだと伝えています。

たとえば、新型コロナウイルス感染症でいうならば、まずきちんと手洗いやうがいをする。そして、食事で十分な栄養を摂り、しっかり睡眠を取る。

人が密集するところには極力行かないようにして、熱や咳、倦怠感や悪寒があれば会社に行ったり遊びに出かけたりしないで安静にする。

そんな「あたりまえ」のことを多くの人が守れないのなら、どんな対策をしても社会はなかなか回復しないのです。

医学的観点からいえば、ウイルスの感染拡大を抑えるために一時的に都市を封鎖し、人の流れを止めることが効果的であることはいうまでもありません（実際にそのような政策を行った国々もありました）。

一方で、経済的・社会的な影響を考えると、会社や学校などを簡単に止めるべきではありません。そんなジレンマのなかでわたしたちは重大な判断をし、これからも少しずつ、前へ進んでいかなければなりません。


だからこそ、わたしたち一人ひとりが健全な生活習慣と、「あたりまえ」のことを守る倫理観を持つ必要があります。

その意味では、今回の出来事とそれに対するわたしたちの行動は、一人ひとりの倫理観を根底から問うものだったともいえるでしょう。

いまは生き方を見つめ直す時期

わたしたち一人ひとりが「やるべきこと」をしっかりやり、倫理観を持って行動すれば、社会全体が大きな混乱に陥るのは避けられるはずです。

そのために、いまわたしたちは、巷にあふれる不正確な情報に煽られることなく、時間をかけて、自分の考え方や生き方を見つめ直す時期にきているのではないでしょうか。

それこそ、家のなかや身のまわりの整理をしたり、仕事や生活、将来について考えたりするのもいいでしょう。

少しだけ増えた自由な時間に、家でゆっくりと自分を見つめ直してみる。すると、やがて違う考えや景色が見えてくるはずです。

わたしたちは、今回の出来事を「禍を転じて福となす」とし、一人ひとりが力強く立ち直らなければなりません。

たとえ健康に問題がなかったとしても、現実に経済的な打撃を受けた人は多いでしょう。長年やってきた店を畳んだり、突然職を失ったり、仕事が減ってしまったりした人もたくさんいると思います。

つらいことですが、それだけを考えていたら心が疲れ果てて、自分をダメにしてしまいます。いつか暗闇を抜けて、前に向かって再び歩きだすときはやってきます。そのときのために、心の免疫力を保つ、それがいまもっとも大切なことです。

自分でコントロールできないものに振り回されて、自分を疲弊させてしまうことほど、最悪なことはありません。

自分のせいではないのに、それによって自分が乱されたら、こんなに悔しいことはありません。ウイルスをはじめとする外的要因に、自分の人生や暮らしや心を好きにさせてはいけません。

心の免疫力を高めて、自分をしっかりと持っておく。そして、次のステップへ進みましょう。

これは人間関係のストレスをはじめ、すべての心の疲れに通じています。本書では、そんな心の疲れに対処する具体的方法も紹介しています。

心と体と環境のクリーニングをしよう

わたしたちは、いまこそ自分が「やるべきこと」をやり、ふつうの生活に戻していく必要があります。

なにをいちばん大切にしなければならないのか――。

それは、やはり自分を見失わないことに尽きます。

不安に煽られてはいけません。不安にかられると、なにより将来に対しての見通しが立たなくなってしまいます。

自分を見失わないためには、自分がどんなことに希望を持ち、人生でなにをやって生きていきたいのかを、もう一度自分で見つめ直すことをおすすめします。

本書を読みながら、ぜひいまのあなたの生活習慣から変えていってください。人生には思いどおりにならないことがありますが、生活習慣は自分の意志で変えられます。早起きをし、3食をきちんと食べ、食事は腹八分目に。継続的に運動をして、夜は湯船に浸かって疲れを癒やす。そして、早めに寝る。

いますぐにでもできるはず。


自分でできることからはじめたら、次は周囲の環境を整えていきましょう。部屋を整理し、長年使っていないものを処分する。心も体も環境も、すべてをクリーニングしてみてはいかがでしょうか？

その過程で、あなたの心と体は変わっていくことでしょう。それまでとは違う自分がいることに気づくはずです。新しい自分になることで、また新しい発見や出会いがきっとあるはずです。


不安があるなかで、自分を励まし続けて生きる。

いちばんよくないのは、押し寄せてくる波に押しつぶされることです。そうではなく、理不尽な波であっても、いかにうまく乗るか、流れをどうやって変えるのか。

いましかできないことを、しっかりやりましょう。

わたしたち一人ひとりの行動に、この社会の行く末も、未来の希望もかかっています。

Profile

小林弘幸（こばやし・ひろゆき）

順天堂大学医学部教授。日本スポーツ協会公認スポーツドクター。1960年、埼玉県に生まれる。順天堂大学医学部卒業後、1992年に同大学大学院医学研究科修了。ロンドン大学付属英国王立小児病院外科、トリニティ大学付属医学研究センター、アイルランド国立小児病院外科での勤務を経て、順天堂大学小児外科講師・助教授を歴任。国内における自律神経研究の第一人者として、アーティスト、プロスポーツ選手、文化人へのコンディショニングやパフォーマンス向上指導を行う。著書には、『整える習慣』（日経BP）、『結局、自律神経がすべて解決してくれる』（アスコム）、『免疫力が10割 腸内環境と自律神経を整えれば病気知らず』（プレジデント社）などがある。

自律神経が10割

心と体が整う最高の習慣

2023年6月1日　第1刷発行

著者	小林弘幸
発行者	鈴木勝彦
発行所	株式会社プレジデント社 〒102-8641 東京都千代田区平河町2-16-1 平河町森タワー13F https://www.president.co.jp/ https://presidentstore.jp/ 電話 03-3237-3731（編集・販売）
装丁	小口翔平＋阿部早紀子（tobufune）
本文デザイン	木村友彦
写真	川しまゆうこ
本文イラスト	えんぴつ
編集協力	岩川 悟（合同会社スリップストリーム）　辻本圭介
販売	桂木栄一　高橋 徹　川井田美景　森田 巌　末吉秀樹
編集	石塚明夫
制作	関 結香
印刷・製本	中央精版印刷株式会社

ISBN 978-4-8334-4047-9
Printed in Japan

※本書は、『読むだけで自律神経が整う名医の言葉』『自律神経を整える名医の習慣』『名医が実践！心と体の免疫力を高める最強習慣』（カリスマの言葉シリーズ）を元に、大幅な加筆・編集を加えたオリジナル版です。